健康素养提升系列

生活饮用水常识100问

甘肃省卫生健康宣传教育中心◎编

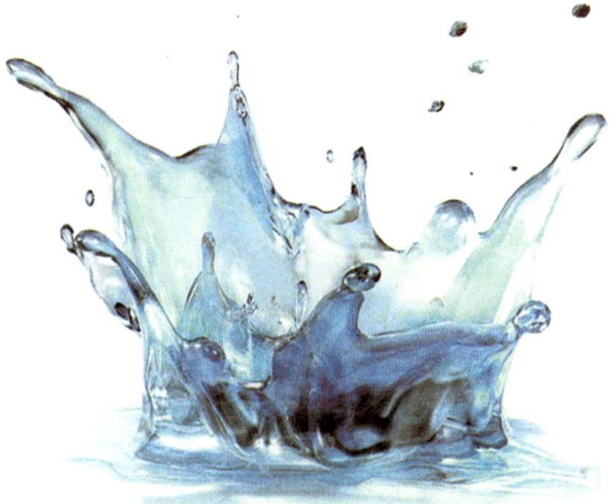

甘肃科学技术出版社
甘肃·兰州

图书在版编目（CIP）数据

生活饮用水常识100 问 / 甘肃省卫生健康宣传教育中心编. -- 兰州 ：甘肃科学技术出版社， 2024. 7（2025.1 重印）. --（健康素养提升系列）. -- ISBN 978-7-5424-3211-7

Ⅰ. R123.5-44

中国国家版本馆CIP数据核字第2024QK7595号

生活饮用水常识100问

SHENGHUO YINYONGSHUI CHANGSHI 100 WEN

甘肃省卫生健康宣传教育中心　编

责任编辑　陈学祥

封面设计　天下书装

出　版　甘肃科学技术出版社

社　址　兰州市城关区曹家巷1号　730030

电　话　0931-2131572（编辑部）　0931-8773237（发行部）

发　行　甘肃科学技术出版社　　印　刷　三河市嵩川印刷有限公司

开　本　880毫米×1230毫米　1/32　　印　张　2.875　字　数　52千

版　次　2024年7月第1版

印　次　2025年1月第2次印刷

印　数　20 101~23 100

书　号　ISBN 978-7-5424-3211-7　定　价　29.80元

前　言

全民健康既是中国式现代化的重要基础，也是中国现代化的重要指标。党中央、国务院高度重视健康素养促进工作，明确提出“提高全民健康素养水平，是提高全民健康水平最根本最经济最有效的措施之一”。《“健康中国2030”规划纲要》和《“十四五”国民健康规划》都提出，到2030年健康素养水平要达到30%的目标。大力推进全民健康建设，提升全民健康素养，不仅是健康中国建设的题中应有之义，也会对中国式现代化进程产生影响。

近年来，我国大力实施健康中国战略，出台一系列政策举措，推进健康中国建设，开展健康知识普及行动，取得明显成效。同时也要看到，我国居民健康素养仍有提升空间，甘肃省居民健康素养水平和发达地区相比还存在较大差距，农村居民的健康素养仍然有待提升。

为进一步推动卫生健康工作从“以治病为中心”向“以健康为中心”转变，更加全面系统提升居民健康素养，教育引导居民个人真正成为自己健康的“第一责任人”，贯彻落实甘肃省委、省政府《关于加快推进卫生健康事业高质量发展的意见》中提出的2027年全民健康素养水平提高到28%的目标，甘肃省卫生健康委员会、甘肃省卫生健康宣传教育中心特组织健康科普专家团队编写了“健康素养提升系列”丛书。丛书以生活常识和常见病、慢性病为主题，图文并茂、通俗易懂，旨在引导群众增强健康意识、提升健康素养、培养健康技能、促进健康行为，帮助读者树立预防为主理念，养成文明健康的生活方式。

由于编写时间较短，难免有不完善之处，敬请读者批评指正。

编者

2024年6月

目　录

一、饮用水小科普

二、生活饮用水卫生知识

三、涉水产品安全知识

四、饮用水与疾病

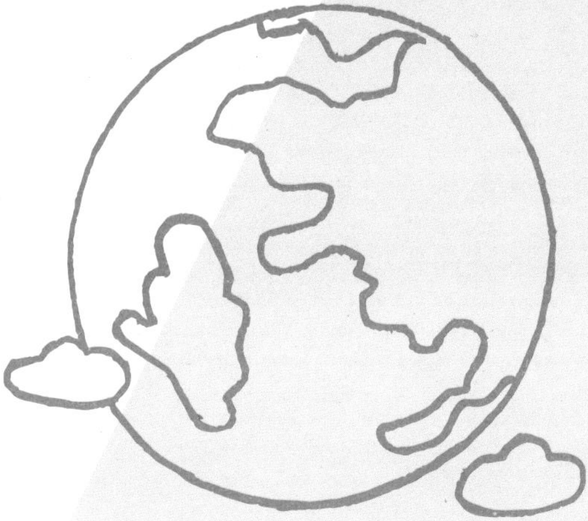

一、饮用水小科普

1. 人为什么离不开水？

水是生命之源，水在人体内占体重的70%左右，血液里含水量约80%。水在人体中参与食物的消化和吸收，输送营养；参与体内代谢及代谢产物的排泄；参与体温调节；保持关节、肌鞘器官的润滑和柔和等，是维持生命和新陈代谢必不可少的物质。据世界卫生组织（WHO）调查表明：80%的疾病与饮水有关，水质不良可引起多种疾病。因此，饮水安全对人类至关重要。

2. 我们每天需要补充多少水？

《中国居民膳食指南（2022）》中建议大家足量饮水，少量多次的饮水方式。在温和气候条件下，低身体活动水平成年男性每天喝水1700ml，成年女性每天喝水1500ml。对于运动量较大、劳动强度比较高或者需要长时间暴露于高温干燥等特殊环境下的人群，需适当增加饮水量。推荐喝白水或茶水，少喝或不喝含糖饮料，不用饮料代替白水。

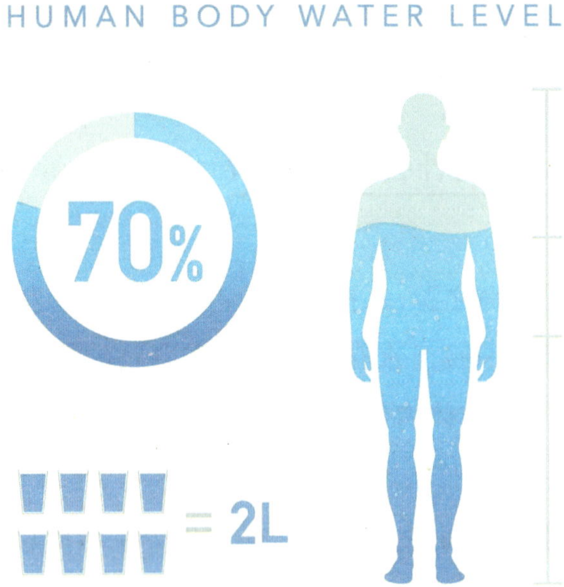

当然，推荐饮水量只是一个平均值，如果对单一的个体，通常用以下方式来测算自己真正的用水量。

第一，根据体重计算。根据美国洛杉矶国际医药研究所的研究，成年人每天饮水量的标准为每千克体重每天应该补充40ml水。假定某成年人体重为60kg，其每天的饮水量应该在2400ml左右。

第二，按照排出量估算。一般成年人每天的总排水量约为2500ml，而根据摄入与排出平衡的原理，成年人每天的需水量也约为2500ml。

第三，按照美国膳食营养供给量标准估算。成人每消耗4.18kJ（1kcal）能量需水1ml，婴儿则为1.5ml。正常成年人在一天常规活动的状态之下，会消耗8360~12 550kJ（2000~3000kcal）的热量，按这个计算方法，成年人每天的需水量为2000~3000ml。

不管哪种计算方法，每人每天都应当输入不少于2000ml水，直接饮用不少于1500ml的水，不要等口渴了才想到喝水。

3. 小朋友边吃饭边喝水是正确的吗？

这种习惯不太好。边吃饭边喝水会影响食物的消化吸收，一方面，水会冲淡唾液，削弱唾液的消化作用；另外也容易使食物未经口腔仔细咀嚼就进入肠胃，加重肠胃的消化负担，天长日久可导致胃肠道疾病。在吃饭前，可以少喝点开水或热汤，休息一会儿再进餐，就不会影响胃的消化功能了。

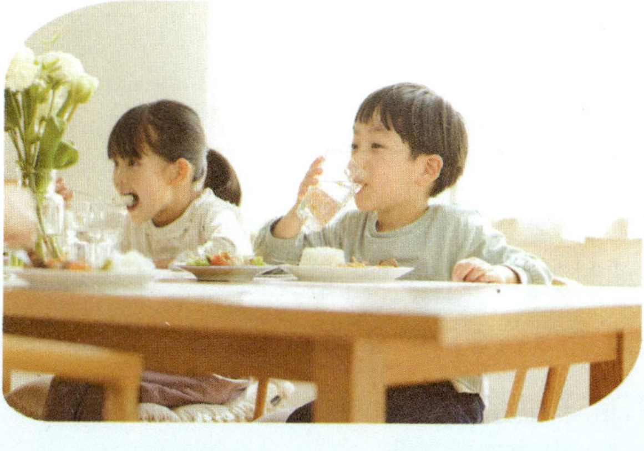

4. 夏季应如何补水？

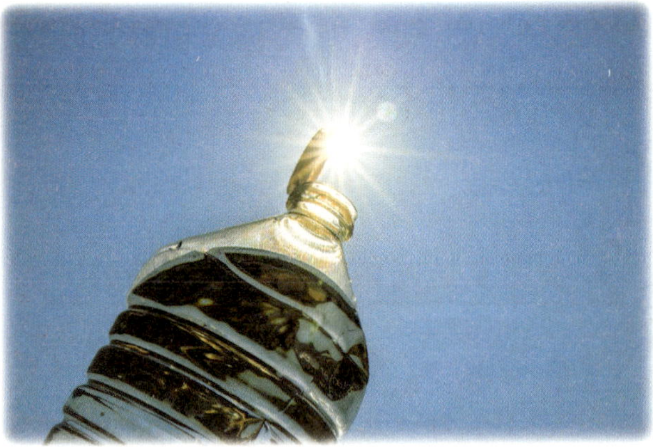

夏天炎热，人体排汗多，相对其余季节而言，需要补充更多水分。那么，夏季该如何饮水才有利于身体健康呢？首先，大量出汗后，尽管口渴，也切勿贪图一时痛快而快速、大量喝水，而应稍作休息后适量地饮水。其次，大量出汗后，要适量补充些稀盐水，适量进食些新鲜瓜果；不宜喝大量过凉的冷饮。

5. 运动时怎么补水最科学？

运动时补水尤为重要，最好的饮水方式是少量多次。在运动时可以每20~30min喝一次，每次喝120~240ml，喝得太多，肚子里带着大量的水运动，对胃肠道有不良的刺激。如果运动量不大,时间不超过90min,身体不会流失电解质和矿物质,只需补充水分就可以了。如果运动量很大,最好喝一些淡盐水,免得出现抽筋等现象。

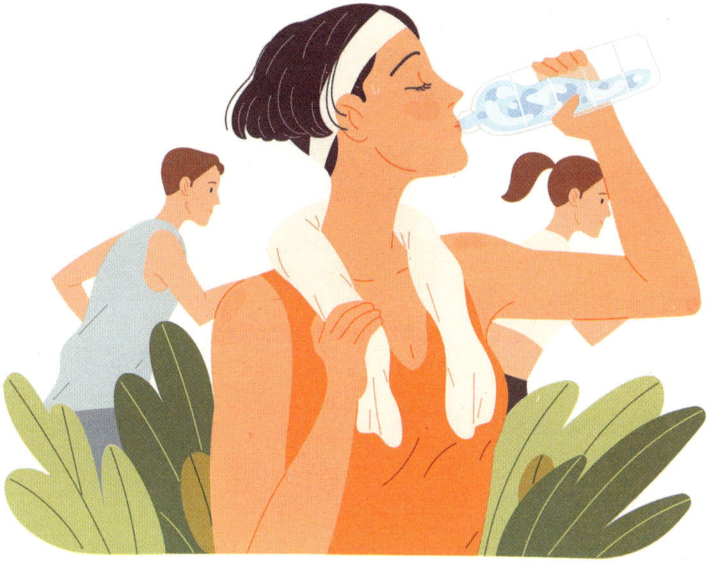

6. 你是等口渴再喝水的人吗?

切忌口渴再喝水。现实生活中,多数人认为缺水会口渴,口渴再喝水也不迟。殊不知口渴时,机体已经缺水近2%~3%,是一种不正常的生理状态了。其实口渴是一种生理反应,有了口渴感觉时,说明身体已经处于失水状态,长期这样对健康不利。

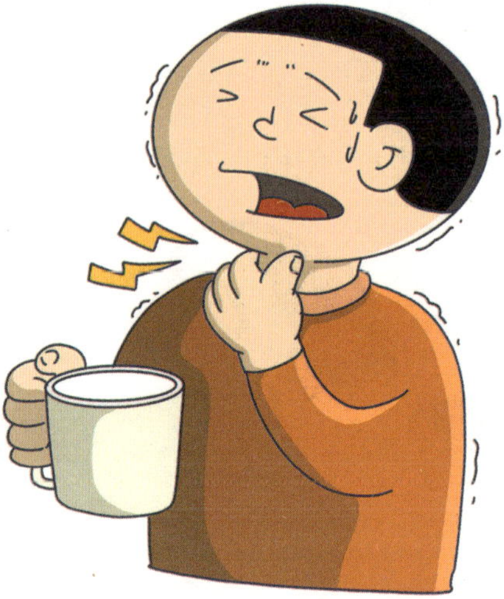

等口渴再喝水属于被动喝水。健康的饮水习惯是要少量多次，要主动喝水，不要感到口渴时再喝水。

7. 为什么洗澡前要适量补水？

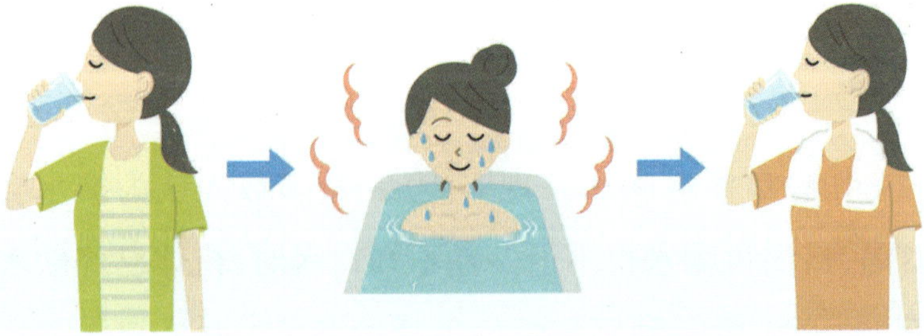

洗澡时，身体消耗的能量比较多，新陈代谢比较快，同时消耗大量水分，容易出现口渴现象。此外，洗澡时体表的毛孔会开大，皮肤也会出现“口渴”现象。如果在洗澡前喝杯水，不仅有利于体内新陈代谢，而且可以滋润皮肤，对健康十分有益。

8. 如何判断是否缺水?

应在两顿饭之间适量饮水，最好隔一个小时喝一杯。还可以根据尿液颜色判断是否需要喝水，人的尿液一般为淡黄色，如果颜色太浅，则可能是饮水过多；如果颜色偏深，则表示需要多补充一些水。

9. 龙头水能直接饮用吗?

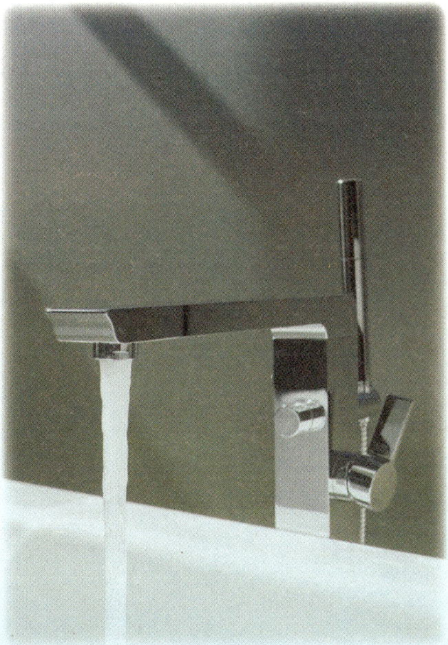

如果能完全满足《生活饮用水卫生标准》的要求，龙头水是可以直接喝的。但是我国部分地区由于存在着输水管网老化等问题，在水的输送过程中可能会产生二次污染，因此还是建议大家把水烧开了再喝。

10. 纯净水的优点是什么？

纯净水的优点是干净卫生，饮用比较方便，但建议不要长期饮用。从纯净水的工艺流程来看，因为它多数使用反渗透膜进行了多次净化，虽然纯净，但是在滤过杂质的同时，把水中本来存在的对人体有益的矿物质也滤掉了，这样一来，人在喝水的时候就不能像饮用自来水一样补充人体一些必需的矿物质，长期这样生活，对自己的健康不利。

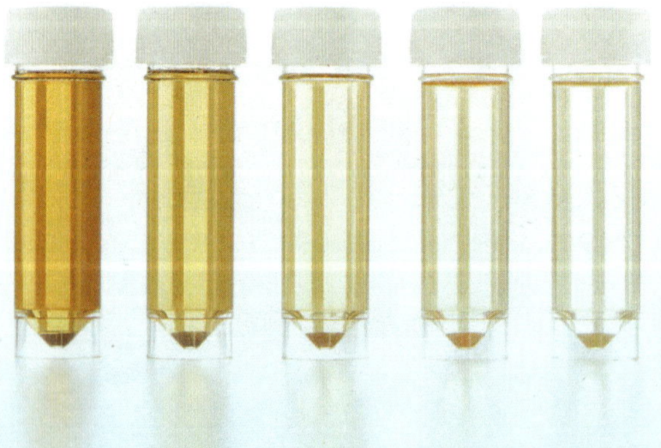

11. 什么是矿泉水?

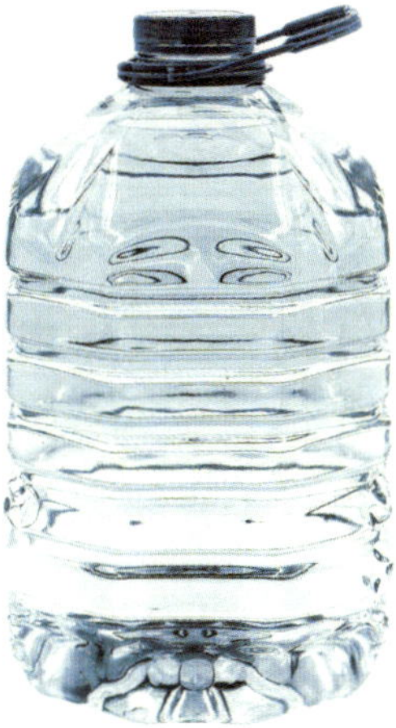

矿泉水是从地下深处自然涌出的或经人工揭露的、未受污染的地下矿水,含有一定量的矿物盐、微量元素和二氧化碳气体。因矿泉水一般含钙、镁较多,有一定硬度,常温下钙、镁呈离子状态,极易被人体所吸收,起到很好的补钙作用。如若煮沸时钙、镁易与碳酸根生成水垢析出,这样既丢失了钙、镁,还造成了感官上的不适,所以矿泉水最佳饮用方法是在常温下饮用。

12. 什么是山泉水?

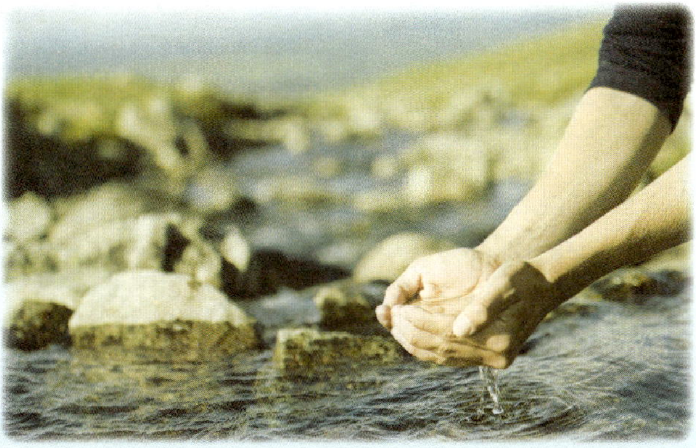

山泉水是流经无污染之山区，经过山体自净化作用而形成的天然饮用水。山泉水的水源一定来自特定受到保护的山区，区域内无污染，周边也无其他污染进入水源区域。山泉水中也含有矿物质，但其矿物质的含量要求没有矿泉水严格。

13. 自来水的特点是什么？

自来水经过混凝、沉淀、过滤、消毒等净化工艺科学性处理，有效地净化了水质，去除了水中的有害物质，使水质达到国家饮用水标准，符合人体健康要求。我国目前自来水消毒的方法主要有：氯化消毒、二氧化氯消毒、氯胺消毒、紫外线消毒和臭氧消毒，其目的是杀灭致病微生物，防止发生肠道传染病。由上可知，自来水不仅饮用

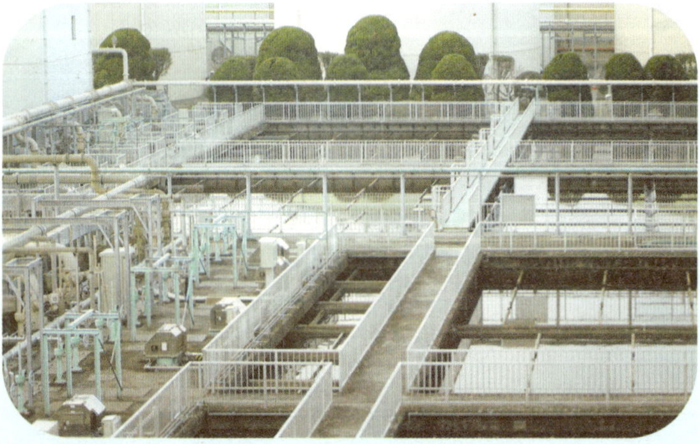

方便，而且卫生安全性好，对人体健康有利。烧开的自来水，是性价比最高的饮品。

14. 如何烧水才科学？

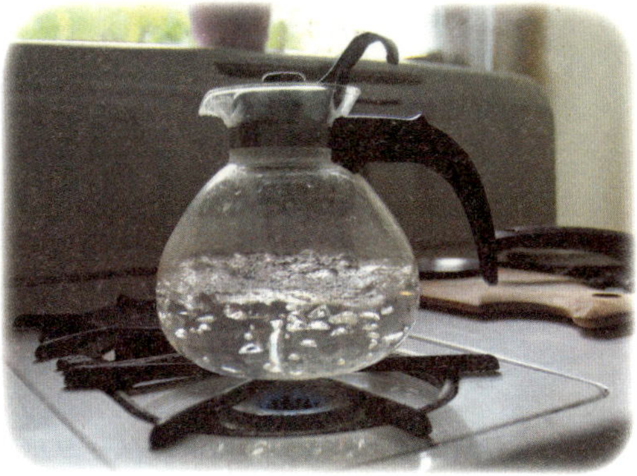

水烧开后再沸腾1~2min为最佳。当水烧到沸点时，再继续烧1~2min，这样既可有效杀灭水中的病原微生物，又能使水中的氯气及一些可挥发的有害物质被蒸发掉。

15. 晨起一杯水的好处多吗？

经过一晚上的睡眠，人体流失的水分约450ml，早上起来补充点水是十分必要的。一方面它可以补充身体代谢失去的水分，另一方面又可以促进排泄，防治便秘。而且它还能稀释血液，降低血黏稠度，促进血液循环，防止心脑血管疾病的发生，对中老年人尤为重要。

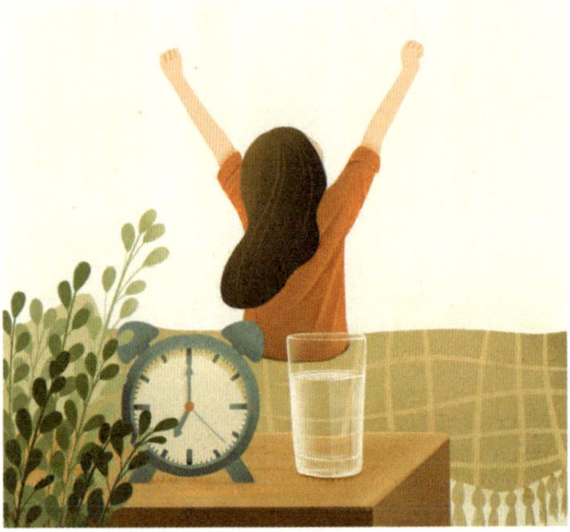

早晨起来喝一杯新鲜的温白开水是最好的选择，建议不要选用淡盐水。人在整夜的睡眠中没有喝水，但是呼吸、排汗、泌尿这些生理活动会消耗一些水分，晨起饮用白开水，可使得血液得到稀释，而喝盐水则会令人更加口干，还可能使血压增高。

16. 瓶装水一定比自来水安全吗？

在瓶装饮用水的国家标准中，水质指标仅有20项；自来水的国家指标中水质指标为97项。此外，就标准中的一些病菌和微生物指标而言，瓶装水的标准也比自来水宽松。

选瓶装水时，消费者应注意以下三点：

第一，看标签。首先查看水种，查看执行标准是包装饮用水还是饮用天然矿泉水;或查看标识的是配料表还是成分表,有配料表的是包装饮用水,只有成分表是天然矿泉水。其次看溶解性总固体指标,该值越高,水的矿物质含量越高。溶解性总固体指标较低的水适合泡茶、冲咖啡等,指标高的适合人体直接饮用。

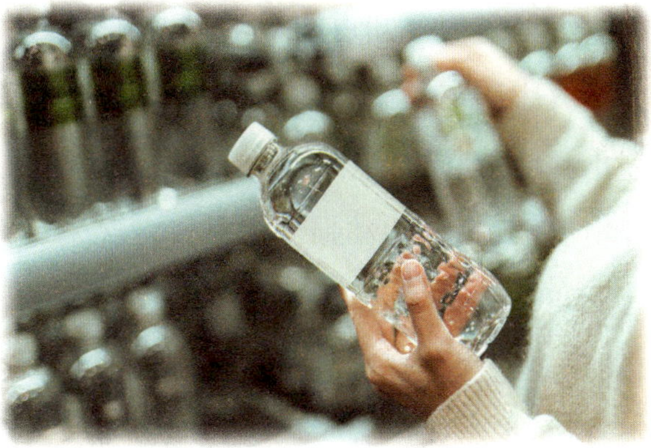

第二,不要囤水。不要一下子买很多瓶装水囤积起来,常买常用,尽量喝新鲜瓶装水。

第三,查验水质。喝前查看瓶装水是否有异味或悬浮物,如有的话可能变质。

17. 长期喝纯净水好吗?

饮用水并非越纯越好。纯净水在制备过程中,去除掉了对人体健康有益的微量元素和矿物质。而自来水中含有的许多矿物质(如钾、钙、镁、硒等)对人体有益。长期饮用纯净水会导致身体矿物质缺乏，影响儿童的正常发育，导致成人营养不良。

18. 如何科学饮水？

科学饮水首先需要知道两个量——每日饮水总量与每次饮水量。《中国居民膳食指南(2022)》中建议，成人每日饮水量1500~1700ml。但每个人实际需要的饮水量还要根据环境温度、自身活动强度等具体情况来定，尽量每日不少于1500ml。如大量出汗、呕吐或腹泻等水分丢失的情况，还需要适当增加水分摄入。请注意，上述的水指的是清水，不是指牛奶、果汁这类结合水。

科学地饮水是定时定量的，最好的做法是，将一天划分成多个时间点，少量多次，每次饮水150~200ml，使一天的总饮水量逐渐达到推荐要求。

科学饮水小提示：

第一，别等口渴才喝水。大部分人可能会根据自己“是否口渴”来确定喝不喝水，或者根据“口渴程度”来确定喝多少。口渴是人体缺水的一个信号，当出现口渴时说明人体已经出现一定程度的缺水。应该养成定时定量喝水的习惯，别等到口渴才喝水。

第二，注意水温。人食道的适宜温度在10~50℃，一般不超过60℃，喝水温度过高，会使口腔、食道黏膜灼伤，这种长期刺激带来的损伤可能会引发食管炎，甚至更严重的疾病。同时，也要注意不能太冷，过凉的水（如冰水）可能会引起胃肠道局部血管收缩，导致腹痛、腹泻等不适。

19. 饮料能代替水吗?

饮料与水不同，长期喝饮料是一个身体脱水的过程，而喝水是一个补水的过程，所以喝饮料不能代替饮水。长期喝饮料，容易造成儿童龋齿和肥胖。成年人过多饮用含咖啡因的饮料可能使血压升高，心跳加快，产生失眠、忧虑等症状，所以喝饮料不能代替水。

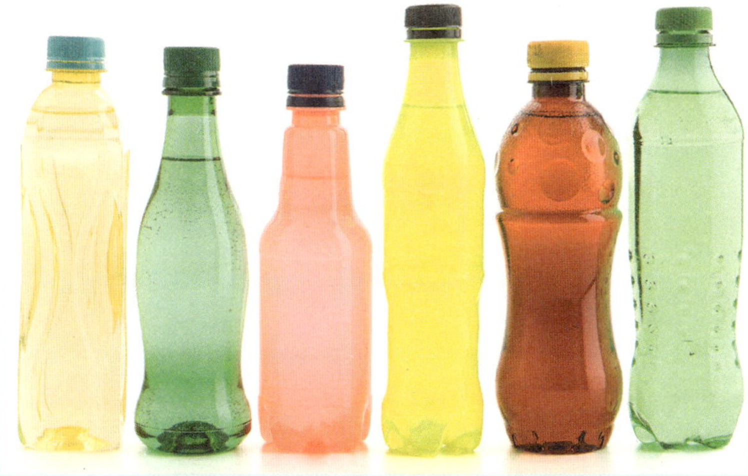

20. 世界水日和中国水周是什么时间?

每年的3月22日是世界水日,每年3月的第3周是中国水周。

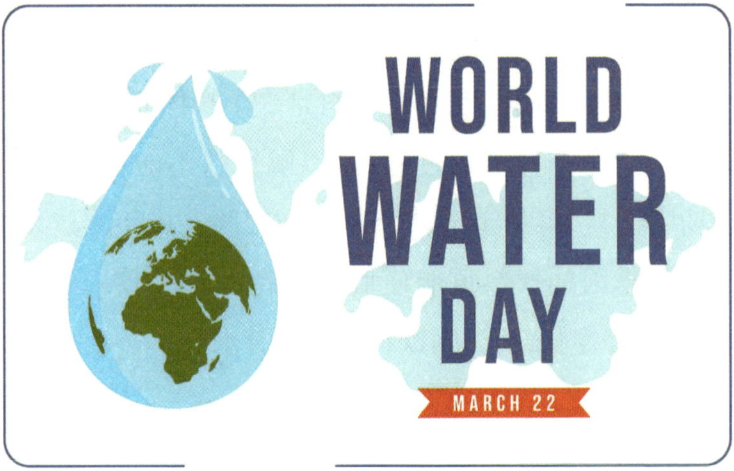

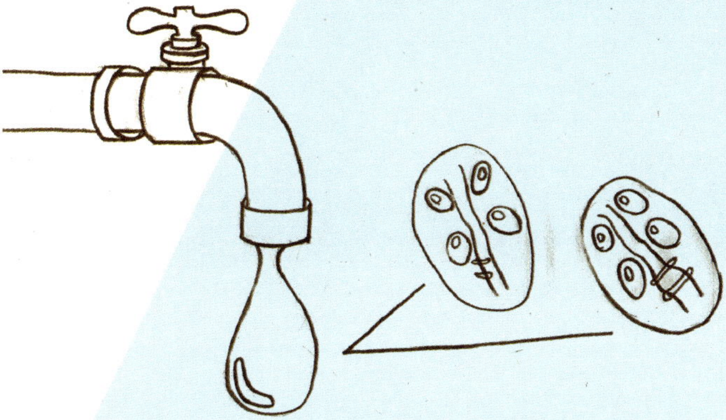

二、生活饮用水卫生知识

21. 什么是生活饮用水？

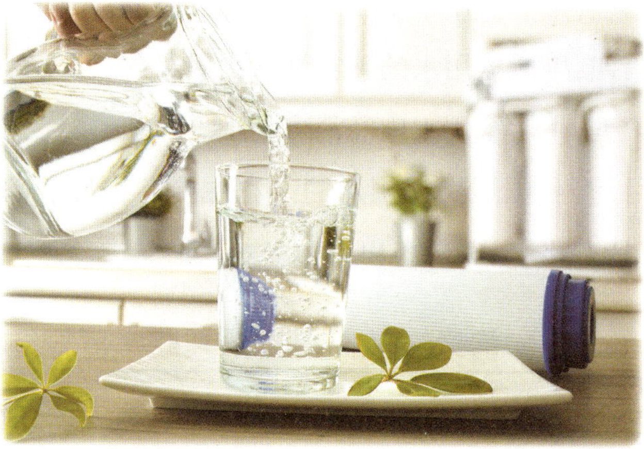

生活饮用水是指供人生活的饮水和用水。《生活饮用水卫生标准》(GB 5749—2022)对生活饮用水水质规定了严格的卫生要求，即感官性状良好，透明、无色、无异味和异臭，无肉眼可见物，不含有病原微生物，水中所含的化学物质对人体不造成急性中毒、慢性中毒和远期危害。

22. 生活饮用水水质要符合哪些基本要求？

水是构成人体的重要组成部分，是七大营养素之一。对人体健康起着重要的作用。科学、合理、安全地饮用水，才能保障生命的健康生存。从饮水与健康角度来讲，良好的饮用水应该符合以下几点要求：

第一，生活饮用水中不应含有病原微生物。

第二，生活饮用水中化学物质不应危害人体健康。

第三，生活饮用水中放射性物质不应危害人体健康。

第四，生活饮用水的感官性状良好。

第五，生活饮用水应经消毒处理。

目前，我国居民饮用水的来源主要有：自来水、纯净水、人造矿化水、矿泉水和天然水。

23. 如何通过较简单方法判断水质好坏？

一看：用透明玻璃杯接满一杯水，对着光线看有无悬浮在水中的细微物质，静置数小时后观察杯底是否有沉淀物。如有，表明水中悬浮杂质较多，水质不良。

二闻：用玻璃杯距离水龙头尽量远一点接一杯水，用鼻子闻一闻是否有漂白粉（氯气）的味道。如果能闻到轻微漂白粉（氯气）的味道，说明自来水中有余氯存在，是正常的，可放心使用。

三观：用自来水烧开后泡茶，一段时间（数小时）或隔夜后观察茶水。如变黑，可能水中的铁、锰含量偏高。

四品：饮白开水时，如有涩的感觉，水的硬度可能偏高（但不一定超标）。品尝一下有无异味，如有异味则先不要饮用。

五查：检查家里的热水器、开水壶内壁有无结垢。如果有，则说明水的硬度较高（钙、镁盐含量较高），但水垢属于正常现象，对人体无害，无需过多担心。

24. 饮用水中浑浊度的含义是什么？

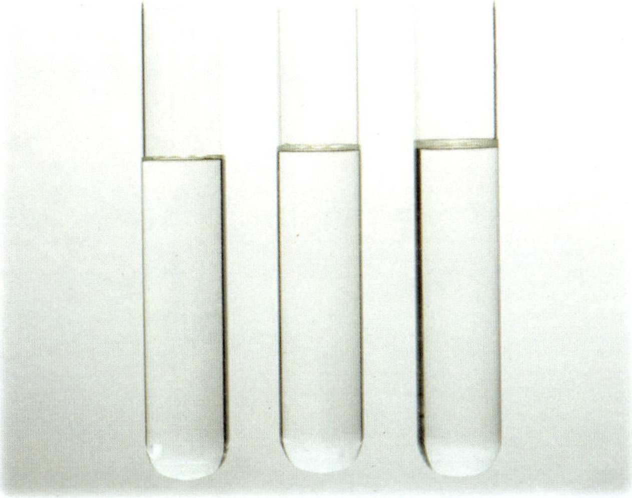

《生活饮用水卫生标准》规定浑浊度指标限值为1NTU，小型集中式供水和分散式供水因水源与净水技术条件受限时，限值按照3NTU执行。浑浊度是由于水中的颗粒物，如黏土、淤泥、浮游生物、胶体颗粒和其他微生物

等形成的。浑浊度为10NTU的水明显感觉浑浊，小于5NTU的水在感官上能被接受。浑浊度高的水会促进微生物的生长，影响消毒效果，增加氯的用量；水中悬浮的颗粒物还能吸附有害的有机物和无机物，从而使水质恶化。因此，浑浊度低，不但说明感官好，也说明有机污染、重金属污染、微生物污染去除的程度好，是饮用水的重要综合性指标。

25. 为何有时水龙头流出的自来水似牛乳般白浊？

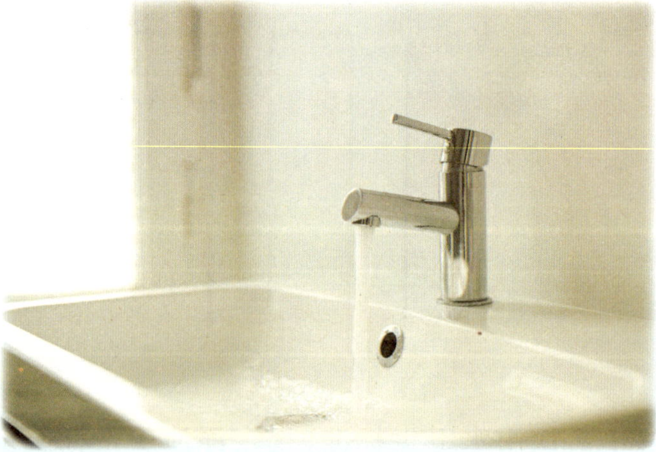

主要原因是水中溶入空气所致。自来水在高压密闭的管道中输送时，管道中的空气会因高压而溶入水中，当自来水从水龙头中流出时，水中的空气会因恢复到常压

而被释放出来，从而形成无数的微小气泡，使水的外观呈乳白色。

解决办法：只要静置数秒钟后，这些小气泡会慢慢跑掉，水就会变得清澈。这是一种正常的物理现象，可以放心饮用。

26. 为什么有时水龙头放出的水是浑浊或呈黄色的？

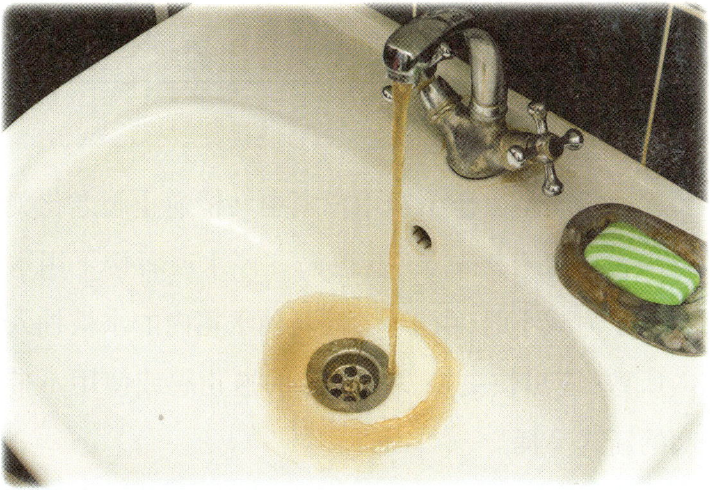

原因：由于使用铸铁管、镀锌管等管道，自来水在较长的时间不用时，会与水管管壁及水龙头金属腔产生水化反应，形成有颜色的金属离子。

因供水管道爆管事故或渗漏，在抢修过程中带入泥沙造成局部、短时出现浑浊水、黄泥水现象。

长时间停水之后恢复供水的过程中，管道内的一些附着的杂质会被强水流冲刷进入管道，使短时间内的自来水会存在少量发黄、发浑的沉淀物。

解决办法：一般情况下打开水龙头放一会儿水，此现象即消失，建议大家晨起或长期停用的管道要放一放死水再饮用。如属二次供水用户，就要引起注意，要定期监督提醒小区管理人员及时清洁二次供水设施，以保证水质良好。

27. 为什么有时水龙头放出的水是蓝色的?

这种情况是由于个别用户家中马桶逆止阀老化关不严且水箱内放有洁厕灵（蓝色），在停水或者楼下用水量大管道压力减小时，由于虹吸，马桶水箱内的水被抽入管道内所致，应尽快更换发生故障的逆止阀或使用不带逆止阀的新式马桶。

解决办法：一是安装逆止阀。以阻止水箱中的水回流污染管网。二是将防喷溅软管移出水箱的水面，即使产生了瞬时负压，也不会将水箱内的水吸入管道。

28. 水有“软”“硬”之分吗？

水的硬度原系指沉淀肥皂的程度。使肥皂沉淀的原因主要是由于水中的钙、镁离子。此外，铁、铝、锰、锶及锌也有同样的作用。在一般情况下钙、镁离子以外的其他金属离子的浓度都很低，所以通常用水中钙、镁离子含量的高和低来判断水质的软、硬。地下水一般情况下钙和镁的含量较高，水质偏硬；地表水则钙和镁含量较低，水质偏软。

29. 水壶中为什么会有水垢？如何去除？

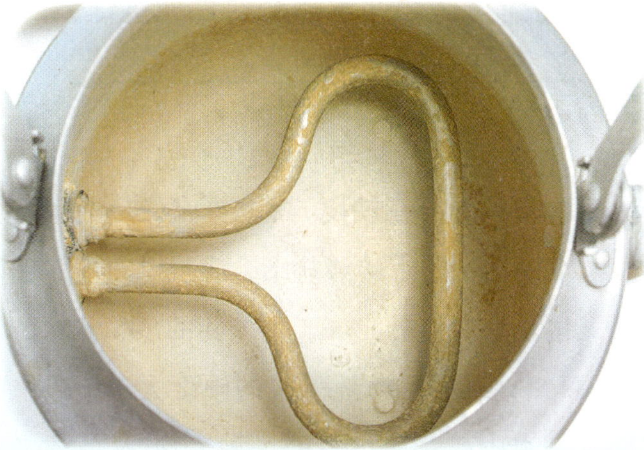

日常生活中所使用的水都有一定的硬度，如水的硬度

较高，在加热时，钙离子和镁离子的不溶性盐类成分（如碳酸钙和碳酸镁等）就会从水中析出，黏附在水壶内表面形成水垢。

水壶中的水垢要定期清洗，这里给大家介绍几种简便易行的方法：

第一，小苏打/柠檬汁除水垢。在用水壶烧水时，放一小匙小苏打或一勺柠檬汁，烧沸几分钟，水垢即除。

第二，热胀冷缩除水垢。将空水壶放在火上烧热，再迅速注入凉水，重复2~3次，壶底水垢会因热胀冷缩而脱落。

第三，醋除水垢。如烧水壶有了水垢，可将几勺醋放入水中，烧一段时间后水垢即除。

30. 为什么烧开水后会有白色沉淀、结垢或白色漂浮物？

天然水中一般存在硬度，其主要成分是钙、镁离子，加热后与水中存在的重碳酸盐结合生成难溶于水的碳酸钙和氢氧化镁等白色沉淀。产生沉淀的多少和水的硬度大小有关。一般情况下，地下水的硬度大于地表水的硬度。硬度是水中矿物质含量的一种表现，矿物质是人体生命必需。纯净水不结垢是因为几乎不含矿物质，接近纯

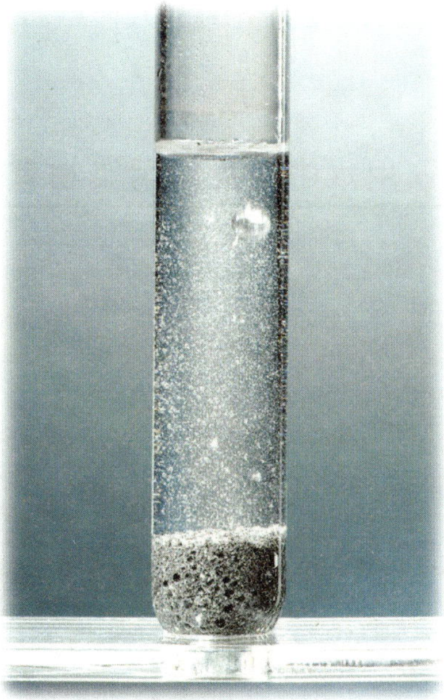

水，其渗透性强，不仅不补充矿物质，而且会带走大量矿物质，故有的健康专家不提倡长期饮用，尤其是老人和小孩不要长期饮用纯净水。

31. 水垢多会引起人体结石吗?

水垢（也就是水质硬度）和结石没有直接关系，水垢的主要成分碳酸盐类进入人体后部分会被分解，如果不能分解，也会随着新陈代谢的方式排出体外，不会对身体有特别的影响。世界卫生组织及发达国家未推荐硬度的健康基准指导值，我国饮用水卫生标准规定硬度的限值是从节能的角度提出的，硬度高会引起人体结石的说法是没有科学依据的。

32. 饮用水中常见的污染物有哪些？

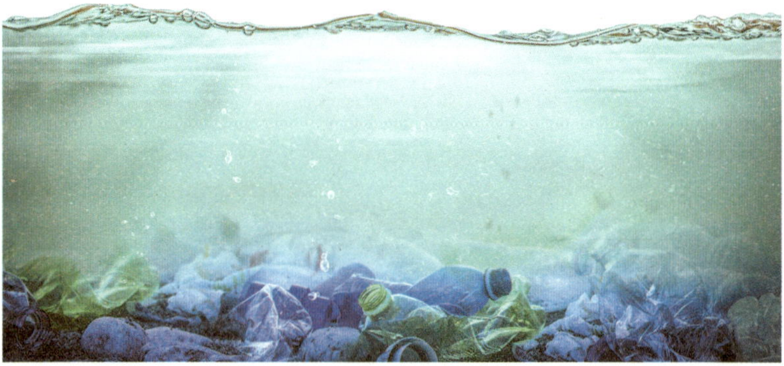

饮用水中常见的污染物通常可分为三大类：生物性、物理性和化学性污染物。

第一，生物性污染物包括细菌、寄生虫和病毒。人类由粪便排出的病毒达100种以上，它们经过不同的途径污染水源。因此，饮用水需进行常规的净化与消毒处理，并且保持水中有一部分余氯。

第二，物理性污染物包括悬浮物、热污染和放射性污染。

第三，化学性污染物包括有机和无机化合物。随着分析技术的发展，至今从原水中检出的化学性污染物已达2500种以上。

33. 饮用水中硝酸盐的标准限值是多少？发现硝酸盐含量超标后该如何处理？

《生活饮用水卫生标准》(GB 5749—2022)规定，饮用水中硝酸盐(以N计)的限值为10mg/L，小型集中式供水和分散式供水因水源与净水技术条件受限时，限值20mg/L执行。

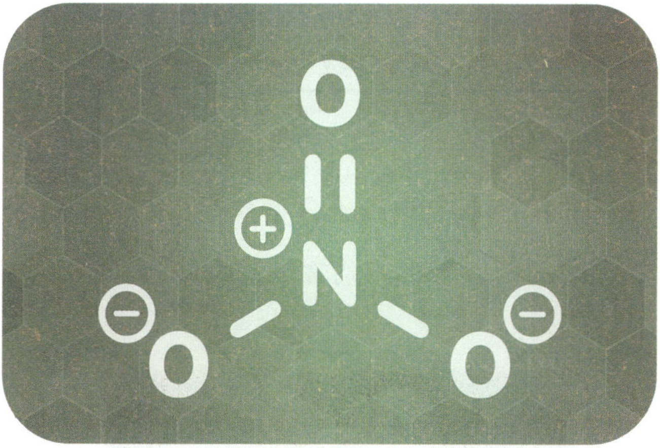

水中硝酸盐是在有氧环境下，各种形态的含氮化合物中最稳定的氮化合物，也是含氮有机物经无机化作用最终阶段的分解产物。硝酸盐本身毒性很低，但它进入人体后可以被还原为亚硝酸盐，毒性加大，是硝酸盐毒性的11倍。故自来水不宜反复煮沸，会产生不良物质(亚硝酸盐)。

如果发现水中含有过量硝酸盐，应立即停止使用被污染的饮用水，这对婴幼儿、哺乳期的妇女、孕妇及某些老年人来说是至关重要的。

34. 为什么有些水会发“苦”？

许多地下水，特别是水温比较高的水，通常含有较高的硫酸盐，这种水尝起来的味道就有点“苦”。

35. 为什么水有“咸”味？

“咸”的？当水中钠离子含量高时，水尝起来的味道就是“咸”的。例如海水的钠含量较高，因此，海水就是咸的。

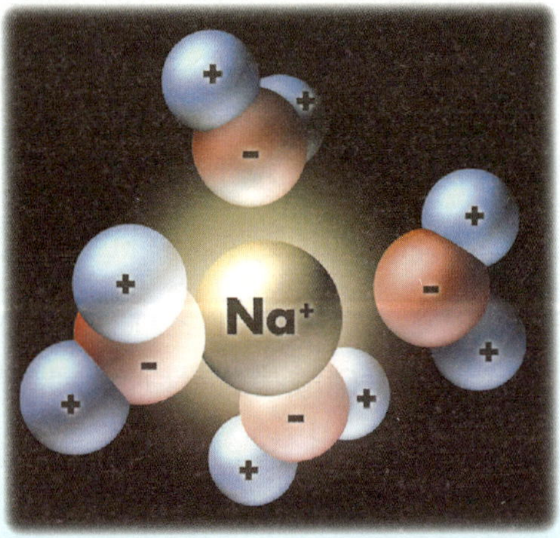

36. 为什么水会有“臭鸡蛋”味?

当水中含有大量的硫化氢时,水就有臭鸡蛋味。这种情况提示水可能受到污染,人们应提高警惕,采取措施,保证饮水安全。

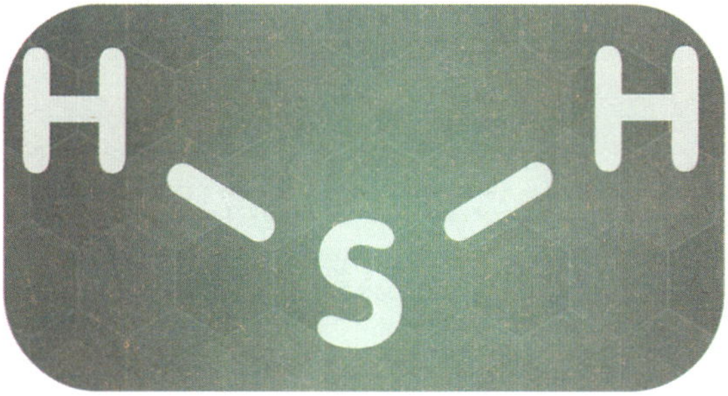

37. 为什么水会有“杏仁”气味?

当水中含有氰化物时,水就有杏仁气味。这种情况提示水可能受到氰化物的污染,人们应提高警惕,采取措施,保证饮水安全。

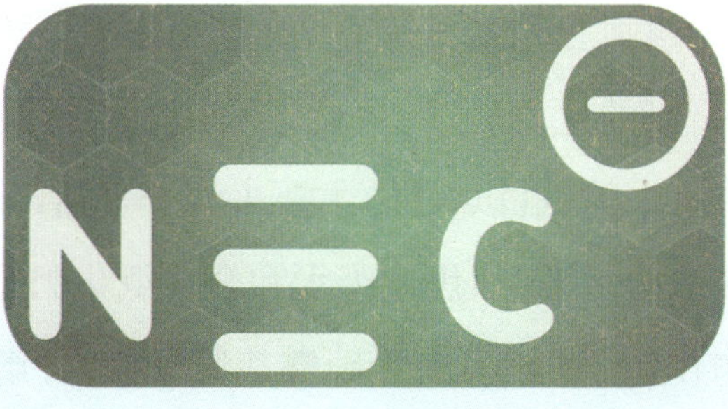

38. 为什么水会有“涩”味？

水中铁盐过多时，不但会导致水产生颜色，同时水还会有涩的味道；水中硫酸盐含量过高时，水也会有涩味。

39. 为什么不提倡喝千滚水？

千滚水就是烧沸了很长时间或反复煮沸的水。水经长时间的煮沸，水中的不易挥发物质，如钙、镁等重金属成分和亚硝酸盐含量增高，经常喝这种水，会影响肠胃功能，出现暂时腹泻、腹胀等症状。因此不建议大家喝千滚水。

40. 测定水中氨（以N计）含量有什么意义？

氨（以N计）以游离氨（NH_3）和铵离子（NH_4^+）形式存在，两者的组成比取决于水的pH值和水温。当pH值偏高时，游离氨的比例较高；反之，则铵盐的比例高。水温则相反。水中的氨（以N计）主要来源于生活污水中含氨有机物的初始污染，如焦化废水和合成氨化肥厂废水等，受微生物作用，可分解成亚硝酸盐氮，继续分解，最终成

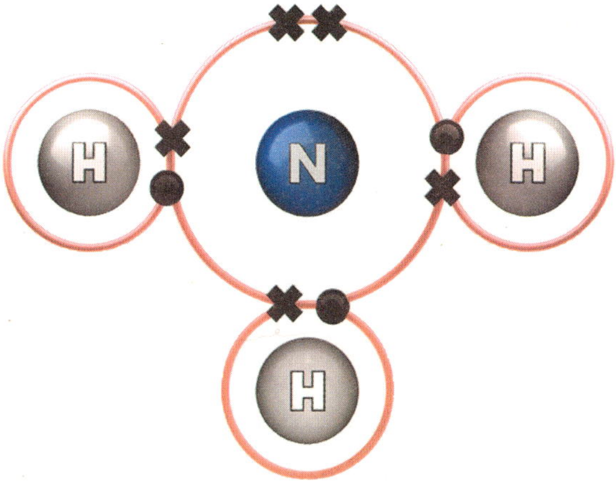

为硝酸盐氮，完成水的自净过程。测定水中氨(以N计)含量，有助于评价水体被污染和“自净”状况。

41. 水烧开是否就能够达到饮用水卫生要求?

烧开水，只能杀灭细菌和部分病毒，但无法去除水中其他的污染物，如重金属和无机盐等。只有部分微生物

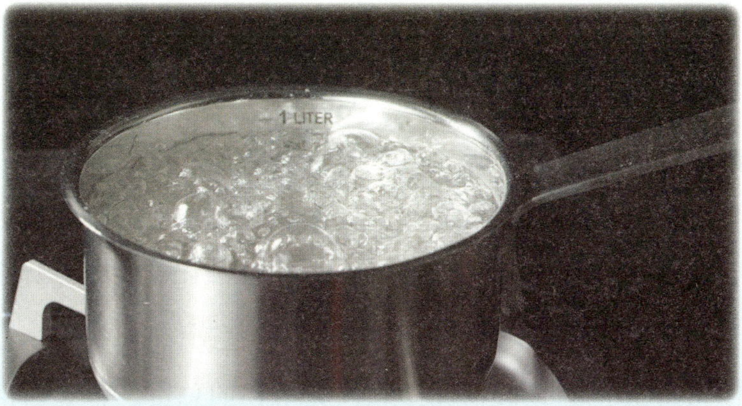

不符合要求其他指标符合国家卫生标准的水质，烧开后才能够达到饮用水卫生要求。

42. 砷、硒在水中有吗？

因水源和地理条件不同而使砷、硒在水中的含量不同。砷是一种非金属元素，不是人体所需元素。砷在自然界中广泛存在，如人们生活在高砷环境中，由于长期饮用含砷量过高的天然水就会引起地方性砷中毒。硒是人体必需的一种营养元素，需要从饮用水、食品等中获取。但任何物质都有两面性，如果水中硒超标对人体健康有害。

43. 饮用水中高锰酸盐指数（耗氧量）指的是什么？

《生活饮用水卫生标准》（GB 5749—2022）中将耗氧量的名称修改为高锰酸盐指数（以O_2计）。是指水体中能被氧化的物质在规定条件下进行化学氧化过程中所消耗氧化物质（如高锰酸钾）的量，以每升水样消耗氧的毫克数表示。它是测定水体中有机物含量的间接指标，可代表水体中可被氧化的有机物和还原性无机物的总量。耗氧量的意义在于能指示饮用水受到有机污染物污染的程度，是评价水体受有机污染的一项综合指标并可以作为验证水处理效果的指示指标。

GB 5749—2022中规定高锰酸盐指数（以O_2计）限值为3mg/L，CJ 94饮用净水规定耗氧量的限值为2.0mg/L。

44. 三氯甲烷和四氯化碳的标准限值是多少？发现其含量超标后该如何处理？

中国市政供水的消毒方式主要为氯化消毒，氯化消毒剂易与原水中的天然有机物产生消毒副产物，这些消毒副产物主要成分为三卤甲烷，而三氯甲烷是三卤甲烷中一个重要组成成分。《生活饮用水卫生标准》（GB 5749—2022）中规定三氯甲烷的限值是0.06mg/L、四氯化碳的限值是0.002mg/L。因三氯甲烷和四氯化碳易挥发，一般将水煮沸后，就能去除。

45. 刚放出的自来水为何有漂白粉味？

其实是淡淡的氯气味。自来水用液氯消毒是国内外常见的消毒方法。国标要求管网水中必须有一定量的余氯，以杀死微生物和有效防止输送中细菌的滋生，避免二次污染（国家标准要求出厂水余氯含量0.3~4mg/L，管网末梢水余氯含量大于0.05mg/L）。因此供水企业依据国家标准在水处理过程中要加氯消毒。当然由于管网长度不同，其余氯含量也略有不同，距水厂近的感觉会大一些，距离远的则感觉会小一些，只要在规定值范围内均属正常。

46. 饮用水消毒方式有哪些？

我国目前饮用水消毒的方法主要有液氯氯化消毒、二氧化氯消毒、氯胺消毒、紫外线消毒或臭氧消毒。自来水用液氯消毒是国内外常见的消毒方式。为了保持自来水消毒效果和避免在管网输送到用户的过程中的微生物污染，防止介水传染病，维护人体健康，氯可以说是“大功臣”。

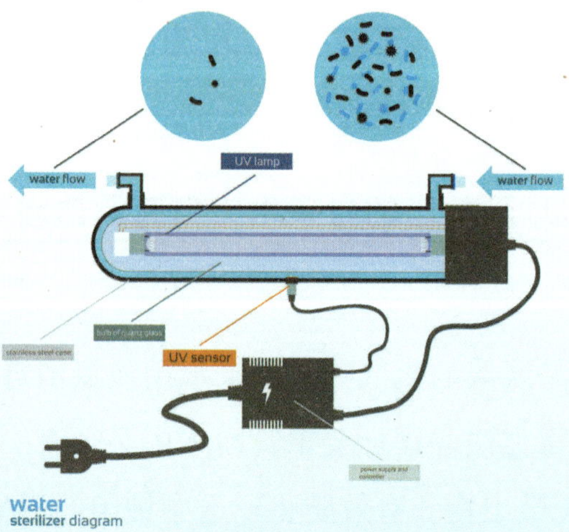

47. 消毒剂余量的卫生要求有哪些?

饮用水采用的消毒方式不同,消毒剂余量的卫生要求也不一样。若采用氯化消毒,末梢水中游离氯或总氯余量不得低于0.05mg/L;若采用二氧化氯消毒,末梢水中二氧化氯余量不得低于0.02mg/L;若采用臭氧消毒,末梢水中臭氧余量不得低于0.02mg/L,如同时加氯,总氯含量不得低于0.05mg/L。

48. 什么是消毒副产物? 有什么卫生要求?

饮用水消毒过程中,消毒剂与原水中含有的一些天然有机物和环境有机污染物以及溴或碘化物的化学反应,产生多种消毒副产物。消毒副产物的种类与饮用水消毒的方式相关,不同的消毒方式会产生不同种类的消毒副产物。

目前,市政供水的消毒方式主要为氯化消毒。用化学方法消毒,本身就是一把双刃剑,在消灭水中病毒细菌的同时,不可避免会产生一些消毒副产物。为了控制消毒副产物的产生,在净水过程中必须严格控制氯的投加量。为控制自来水中的消毒副产物,各国都制定了严格的标准。中国《生活饮用水卫生标准》中对采用液氯、次氯酸钙及氯胺时应测定三氯甲烷、一氯二溴甲烷、二氯一溴甲烷、三溴甲烷、三卤甲烷、二氯乙酸、三氯乙酸等主要的消毒副产物提出了卫生安全性的限值要求。水厂生产的自来水必须符合国家《生活饮用水卫生标准》。

49. 饮用水消毒有必要吗?

饮用水消毒是有必要的。水源水被细菌、病毒和寄生虫卵等多种微生物污染。为防止通过水源水传播疾病,维护人群健康,《生活饮用水卫生标准》明确规定,生活饮用水中不得含有病原微生物,应防止介水传染病的发生和传播。因此饮用水必须消毒,以切断介水传染病的传播途径,预防传染病的传播和流行。

50. 有喝开水习惯的地区是不是就可以不消毒?

将水煮沸是一种行之有效的饮用水消毒方法,但并非所有的人在所有地方或所有时间都能坚持喝开水。

此外,用未经消毒的水漱口和洗涤生吃的蔬菜、水果,也是一个重要的疾病传播途径。因此,即使在有喝开水习惯的地区，供水还需消毒。

51. 饮用水中有放射性物质吗？

一般的饮用水中都含有天然和人工放射性核素。水中天然放射性核素主要有钾和钠、钍、镭及其子体，主要来源于地壳；而人工放射性核素主要有锶、铯等，主要来源于核爆或核事故等。通常情况下水中含有的这些微量放射性物质不会影响我们的生活和健康。

52. 饮用水中放射性规定是怎样的？

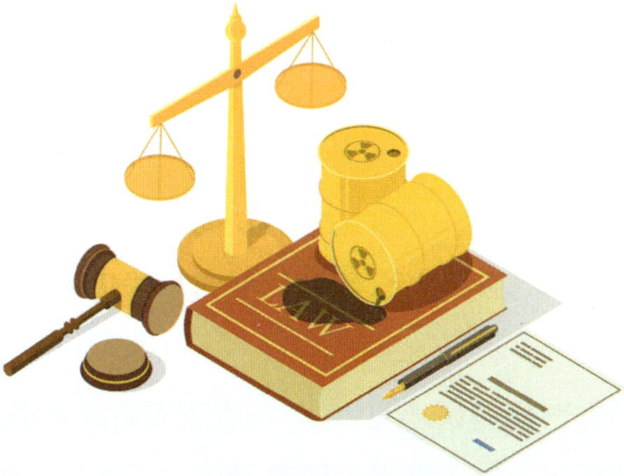

规定了饮用水中放射性指导值——总α放射性0.5Bq/L，总β放射性1Bq/L。对于总α和总β指标均低于该

指导值的饮用水，从放射角度来说是安全的，适合饮用；对于总α或总β指标高于该指导值的饮用水，则需要进一步进行核素分析，依据核素分析结果来判定该饮用水是否适合饮用。

53. 饮用水二次污染对健康的危害来自哪里？

一是自来水供水过程中的不当环节。

（1）自来水管网系统的渗漏：因供水管网年久失修，管网出现破损，周围环境中的污水污泥等进入供水系统，导致自来水的污染。

（2）蓄水池（箱）的污染：高层建筑使用楼顶水箱、蓄水池或者加压水泵进行供水，如果这些辅助设施没有定期消毒维护，往往存在污染隐患。

（3）用水点的虹吸倒流：当主输水管网由于某些原因停水，而加压泵还在正常工作的情况下，已流出的污水池里面的水就会虹吸倒流，流到低层或相邻建筑物的用户，引起污染。

（4）管网的错误连通：比如污水管跟自来水管错误连接，会造成污水进入自来水管网。

二是家庭饮水机的不当使用。

饮水机在出水的同时，随着桶内压力的减少，空气就会进入饮水机和水桶中，空气中的微生物会在水桶和饮水机内生存繁殖。

三是饮水习惯中的不当环节。

（1）饮用生水：生水尤其是天然水中可能存在对人体有害的细菌、病毒和寄生虫。喝了含有病原微生物的生水，很容易引起急性肠胃炎、病毒性肝炎、伤寒、痢疾及寄生虫感染。

（2）饮用久置水：水煮开后，放置过久，空气中的微生物会进入水中并繁殖，从而使水质受到污染。

四是桶装水受污染。

某些桶装水的水桶超期使用，且清洗消毒不到位，桶内污染严重；桶装水在运输过程中，很少有卫生安全措施，大多露天运送，极易受到外部环境的污染。

54. 饮水中铁、锰超标有何危害？

铁、锰是人体不可缺少的微量元素，人的体内缺铁，会引发缺铁性贫血等疾病，直接影响身体健康。人类缺锰虽无典型而独立的症状，但骨质疏松、骨骼畸形、软骨受损等都可能与缺锰有关。饮水中的铁、锰超标问题主要影响的是水的感官性状，铁会引起“黄水”现象，锰会引起“黑水”现象。供水中含有过量的铁或锰，还可能会对

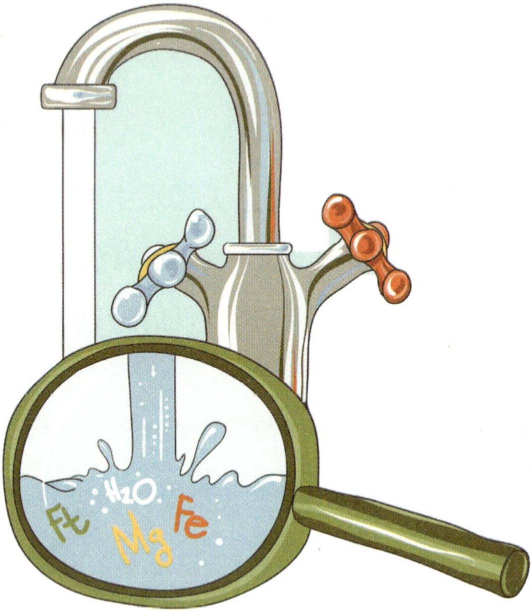

人们的生活带来影响，洗衣可使衣物由白变黄，且可能使器皿和卫生设施产生黄斑、黑锈。据测定，当铁的浓度超过0.3mg/L，可使洗涤的衣物以及管道设备染上颜色；达到1.0mg/L时，不仅水的色度增加，而且水会有明显的金属味。供水中锰浓度超过0.1mg/L时，会使饮用水带有不好的味道，并使洁具和衣物染色；当锰浓度超过0.2mg/L时，则会在水管上形成一层附着物，它们可成为黑色沉淀物脱落。另外，铁细菌很容易繁殖，生成红褐色的软泥，附着在供水系统或冷却系统中，诱发管道堵塞。铁细菌和硫酸盐还原菌共生时还能加速金属管道的腐蚀并产生不好的气味。

55. 水污染对人体健康有哪些危害?

第一,引起急性和慢性中毒。水体受化学有毒物质污染后,通过饮水或食物链便可能造成中毒,这是水污染对人体健康危害的主要方面。

第二,致癌作用。长期饮用含有某些有致癌作用的化学物质的水,或食用体内蓄积有这类物质的生物就可能诱发癌症。

第三,发生以水为媒介的传染病。人畜粪便等生物性污染物污染水体,可能引起细菌性肠道传染病。有的昆虫可能携带和传播各种疾病,如果它们在家用饮水容器中生息或繁殖,就可能将疾病传播给人类。

第四,水体污染后的间接影响。如异臭、异味、异色、呈现泡沫和油膜等,妨碍水体的正常利用。

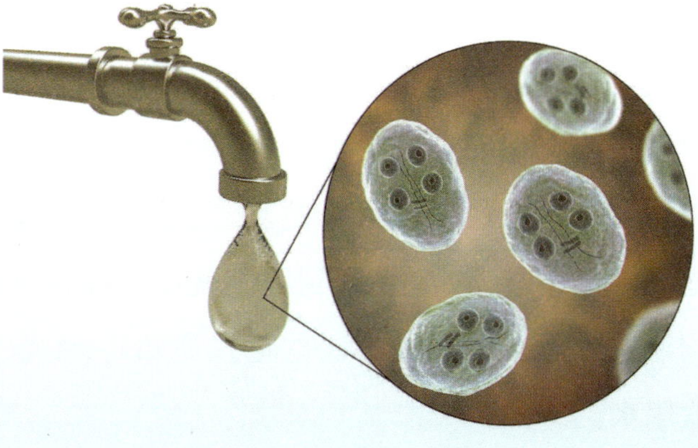

56. 饮用水不卫生会造成哪些危害?

饮用水不卫生容易造成传染病流行、寄生虫病、重金属中毒等危害。有实验证明,细菌、病毒在未经消毒的水中存活时间较长,少则10多天,多则一两个月,其中肝炎病毒能存活70d。当这些病菌污染水源以后,可相应地引起各种传染病如痢疾、伤寒、霍乱和肝炎病的流行。此外,若饮用水水源受到重金属污染,会相应形成高氟水、高砷水、苦咸水等对人体有害水源。长期饮用高氟水,会出现斑牙病、结石病、皮肤病等。

57. 自来水出现异常情况怎么办?

当饮用水出现异常情况时,应立即拨打12320热线向卫生监督部门报告情况,并在其指导下妥当用水,或停止用水。同时还应告知居委会、物业部门和周围邻居停止使用;用干净容器留取3~5L水作为样本,提供给卫生检测部门。如不慎饮用了被污染的水,应密切关注身体有无不适。如出现异常,应立即到医院就诊。接到政府管理部门有关水污染问题被解决的正式通知后,才能恢复使用饮用水。

58. 孩子多喝纯净水好不好？

青少年和儿童不要长期饮用纯净水，可能会影响孩子的生长发育。

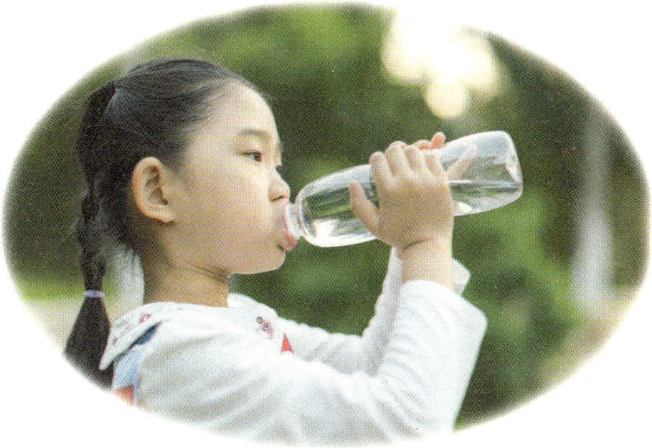

59. 常喝纯净水是否会缺钙？

常喝纯净水是不会缺钙的。喝水的目的是补水而不是补钙。在人体中，钙元素的来源主要由膳食提供。饮用水中钙元素虽对钙的摄入起到一定的贡献，但贡献程度依据水质硬度的不同，存在着比较大的差异。世界卫生组织建议，最适宜的生活饮用水硬度约为170mg/L，其中钙元素只占到40%。按照每人每天饮用约1.2L水的平均水平来计算，正常情况下从饮用水中摄取的钙最多

100mg，明显低于膳食提供的钙含量。

60. 包装水比自来水好吗？

包装饮用水，俗称“桶装水”或“瓶装水”，是食品生产企业采用蒸馏法、电渗析法、离子交换法、反渗透法或其他适当的水净化工艺，加工制成密封于符合食品安全标准和相关规定的包装容器中，可供直接饮用的水，其水质必须符合《食品安全国家标准 包装饮用水》(GB 19298—2014)。

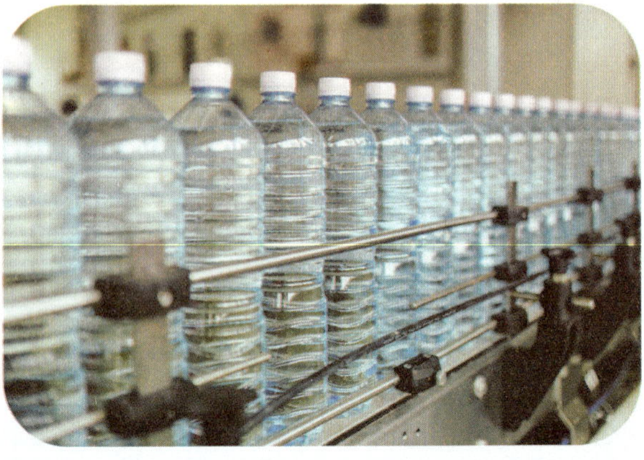

自来水，是人们生活中广泛使用和饮用的水源，虽然经过自来水厂或乡镇集中供水的水处理工艺，但在输送到用户前，存在管道、蓄水池等二次污染的可能，日常生活中不宜直饮。生活饮用水水质必须符合《生活饮用水卫生标准》(GB 5749—2022)。

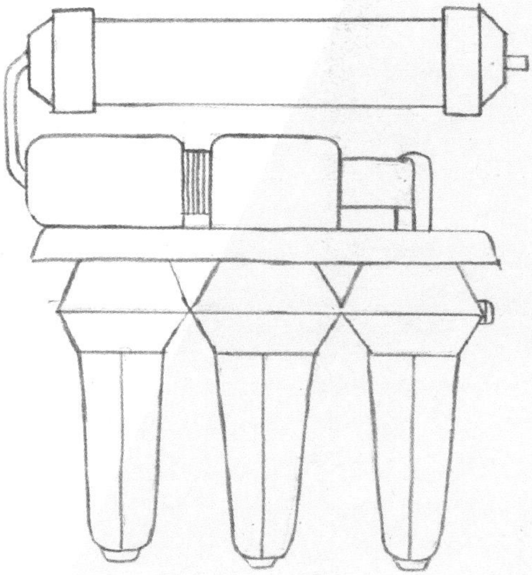

三、涉水产品安全知识

61. 什么是涉水产品?

是指涉及饮用水卫生安全的产品(简称“涉水产品”):在饮用水生产和供水过程中与饮用水接触的水质处理器(包括专用于饮用水的消毒剂和消毒设备)、输配水设备、防护材料、水处理材料及化学处理剂,例如饮水机、净水器、自来水管等。

因为是和饮用水直接接触,如果这些产品卫生出现问题,则会直接影响水质卫生安全。

62. 生活中常见的涉水产品有哪些?

我们日常生活中最常见的涉水产品包括家装使用的给水管道、水质处理器、小区内现制现售水机、高层建筑二次供水水箱和供水设施等。

最常用的就是家用水质处理器,通俗说就是“净水器”,它是以市政自来水为原水的,根据使用的水处理材料和过滤原理不同,大致可将净水器分为两类。

纯净水处理器:采用反渗透、纳滤、蒸馏等技术为主要净水单元，能去除微生物、有机物、重金属离子等，获得饮用纯净水的反渗透净水器、纳滤净水器、蒸馏水器等；采用以离子交换、电吸附、电渗析等技术为主要净水单元，与过滤、吸附、除菌等组合而成，获得饮用纯净水的离子交换净水器、电吸附净水器、电渗析净水器等。

一般水质处理器：除纯净水处理器之外的饮用水处理装置，包括具有软化，去除铁、锰、悬浮物或胶体、微生物、有机物、重金属等单项或多项过滤或吸附功能的饮用水处理装置，如活性炭净水器、陶瓷过滤净水器、微滤净水器、超滤净水器、软水机等。

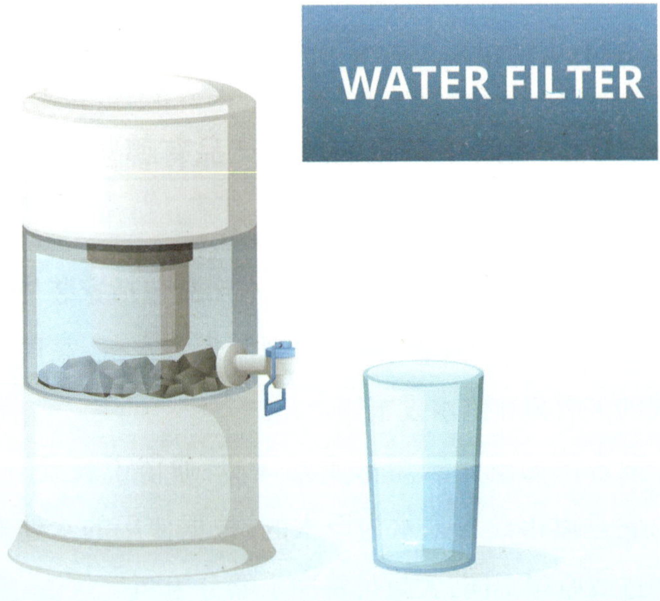

63. 如何正确选择和使用水质处理器？

第一步，在选购涉水产品时可以向经销单位索取、查看其是否持有有效涉及饮用水卫生安全产品卫生许可批件。

第二步，关注该许可是否在有效期内，产品信息与实际产品是否对应，确保批件的“有效性”。

取得涉水产品卫生许可批件，表明该产品符合卫生安全与功能评价规范要求，产品在卫生安全及功能上是合格的。

第三步，要关注涉水产品的标签及说明书中均应明确标注产品执行标准号、进出水水质要求、净水流量等信息要完整，消费者可以据此了解产品的净水量、出水水质是否符合自身需求。

64. 使用水质处理器的过程中需要注意什么？

活性炭和各种滤膜是水质处理器的主要水处理材料，也是决定出水水质的核心零部件，有一定使用寿命，如未按时、按规定进行维护和更换，使细菌、微生物等滋生，易使水质受到二次污染。在日常使用过程中，一定要根据滤过的水量及时更换，如果单独选购水处理材料，也是需要查看其涉水产品卫生许可批件的。

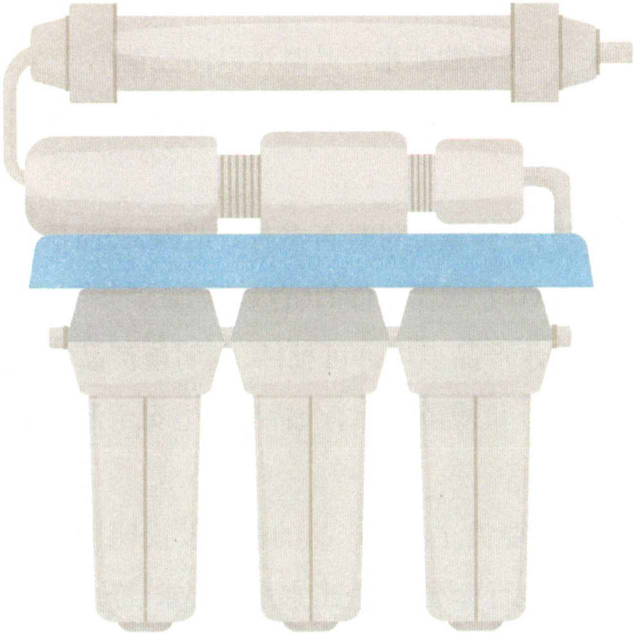

65. 水质处理器那么多“功效”，怎么避免“踩坑”？

根据《涉及饮用水卫生安全产品标签说明书管理规范》规定，涉水产品标签和说明书中不得标注下列内容：

明示或暗示具有防治疾病作用的内容。

虚假、夸大、使消费者误解或者欺骗性的文字、图形

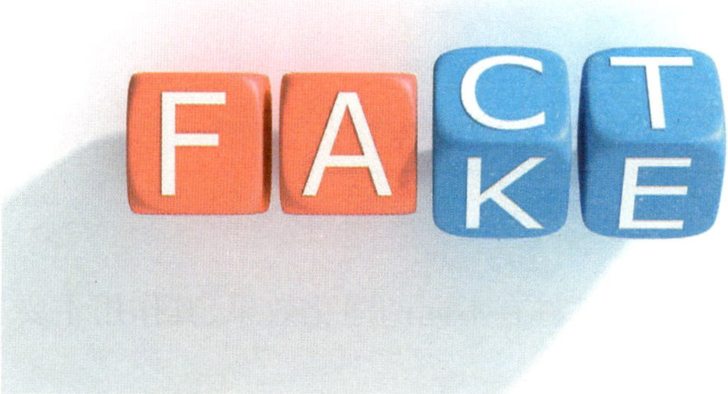

以及与生活饮用水无关的内容。

“酸性水”“碱性水”“活化水”“小分子团水”“功能水”“能量水”“富氧水”等内容。

66. 家用涉水产品的利与弊是什么?

利:在饮水机材料安全、耗材合格、使用规范的情况下,可以进一步净化自来水,改善口感。

弊:第一,目前我国净水器出水水质缺乏国家强制标准;

第二,净水器通过膜过滤原理生产出来的水接近纯水,缺乏人体所需要的各种矿物质;

第三,净水器产水率较低,通常会产生大量的尾水被白白浪费;

第四，净水器的滤芯等配件需要根据使用寿命要求定期更换，否则细菌、微生物等滋生，易使水质受到二次污染。

67. 净水器有哪些作用？

不同的净水材料有不同的净化效果，其作用主要有以下几种：

第一，软化。软化是指将水中硬度去除或降低至一定程度。

第二，杀菌。通过设备产生臭氧、紫外线等进行灭菌或用膜阻留微生物。

第三，吸附。采用活性炭等水处理材料，对有机物、氯等进行吸附。

第四，过滤。采用粗滤膜、微滤膜、超滤膜、纳滤膜，甚至反渗透膜进行过滤，截留水质的胶体颗粒、微生物杂质等。

第五，复合型。当一种工艺难以去除水中的有害物质时，采用两种或两种以上的工艺称为复合型。

68. 消费者如何选购适合自己的净水器?

选择净水器的基本原则是要保证出水既安全又健康。家用净水器种类繁多,价格浮动区间大。如何选购成为困扰老百姓的一个难题!

第一,卫生许可批件是关键。消费者在购买净水器时应有"索证"意识。净水器应依法取得卫生健康部门的涉水产品卫生许可批件,才能生产和销售。净水器的标签和说明书要标注有涉水批件号、净水流量、额定总净水量、净水效果和进出水水质的要求。核对净水器卫生许可证上的信息与产品实际信息是否一致。

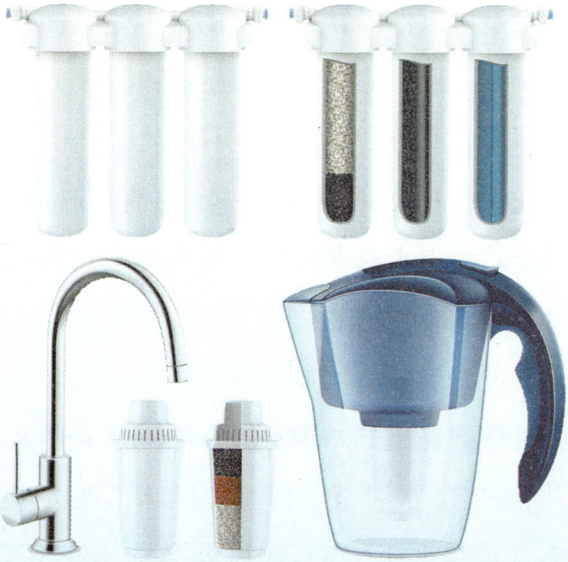

第二，选择不同"膜"要谨慎。需要根据当地的水质情况和个人家庭需求选择。如城市地区为了去除有机物和余氯，改善口感，提高水质，保留水中钙、镁离子，可以选用复合碳棒与微滤或超滤结合的净水器。在高硬度地区需要除水垢或重金属可以选用反渗透净水器；要除水垢又要保留部分钙、镁离子，请选购纳滤净水器等。

第三，禁止标注防治疾病作用。有些厂家会虚假夸大其功能，违规标注"碱性水""活化水""富氧水"等功效。

69. 有自来水为什么还要用净水器？

我国饮用水标准确实是比较严格的，应该说满足标准要求的水是可以保障饮用安全的。但是有一句成语叫作众口难调，主要表现在对水的要求和需求上不同。比如说为了保障饮用水，喝了之后不拉肚子。饮用水标准中要求水龙头水中必须确保有一定的消毒剂余氯，就是我们经常说的消毒水味儿。比如说有些消费者担心饮用水输配过程中可能存在的二次污染，希望在自己家中额外增加一个过滤屏障。比如说自来水中普遍含有一定的钙、镁离子，导致烧出的水中存在水垢。还有些人喜欢喝茶，而不同硬度的水对茶的口感和风味可能会产生一些影响。在这种情况下，许多居民就会选择使用净水器。

在购置时应根据自己的需求选择合适的净水组件并且按照净水器的说明书进行规范正确的使用。

70. 如何正确选购和使用饮水机？

在选购和使用饮水机时应注意以下几点：

第一，应购买具备有效的涉及饮用水卫生安全产品卫生许可批件的饮水机。

第二，饮水机需定期清洗消毒，不要放在太阳直射处。

第三，饮水机使用的桶装水尽量在最短的时间内饮用完。

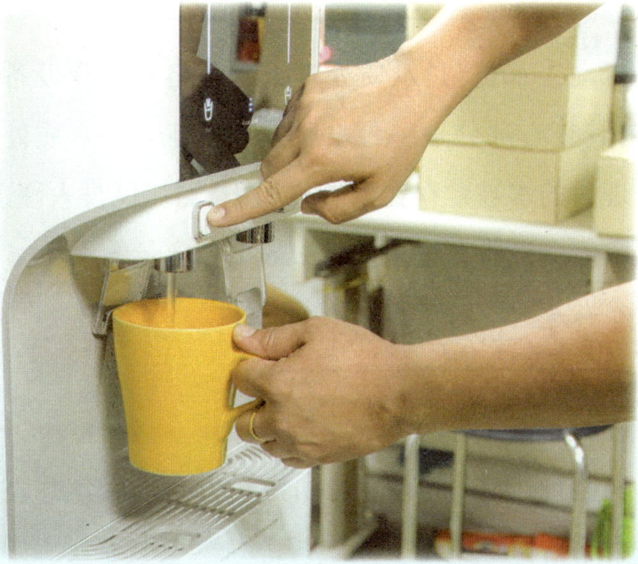

71. 什么是自动售水机？

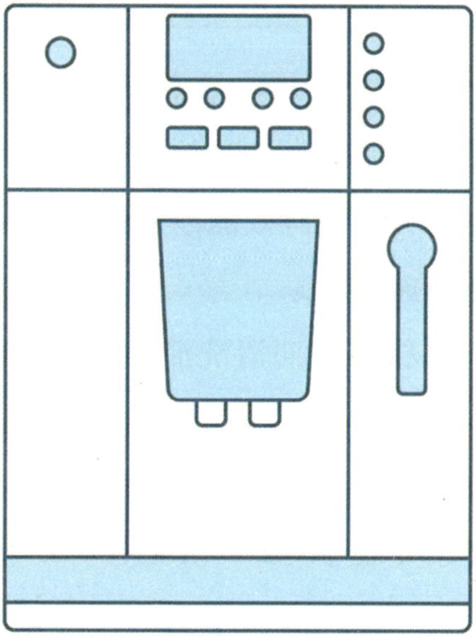

自动售水机：是水质处理设备与自动售货设备的结合体，其核心部分是一台水质处理设备。经水质处理设备处理后的水被贮存在内置水箱中，当居民投入硬币后，根据币值由机器直接从水箱中放出相应量的水。

72. 什么是现制现售水？

现制现售水：是通过自动售水机当场制作并直接散装出售的饮用水。

73. 如何确保二次供水设施干净卫生？

二次供水已成为城市供水不可缺少的环节，它缓解了城市供水压力不足和水量分配不平衡，解决了多层建筑和低水压区单位居民的用水问题。为确保二次供水水质，需要定期对二次供水设备进行清洗消毒，使其符合国家《生活饮用水水质卫生规范》和《二次供水设施卫生规范》，保护我们的身体健康。

第一，设施的管理部门负责设施的日常运转、保养、清洗、消毒。

第二，管理单位对设施的卫生管理必须制定设施的卫生制度并予以实施，管理人员每年进行一次健康检查和卫生知识培训，合格后方可上岗。

第三，管理单位每年应对设施进行一次全面清洗、消毒，并对水质进行检验，及时发现和消除污染隐患，保证居民供水的卫生安全。

第四，发生供水事故时，设施的管理单位必须立即采取应急措施，保证居民日常生活用水，同时报告当地卫生部门并协助卫生部门进行调查处理。

74. 自动售水机的放置应当符合哪些要求?

第一,周围卫生状况良好。

第二,周围10m范围内无禽畜饲养、公共厕所、垃圾桶(厢、房)、粉尘和有毒有害气体等污染源。

第三,自动售水机底部离地面10cm以上。

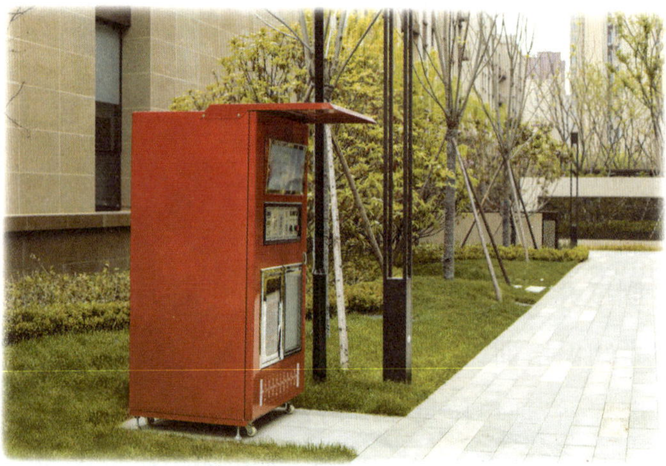

75. 依据哪些法律法规对生活饮用水进行监督管理?

卫生部门主要依据《中华人民共和国传染病防治法》、《生活饮用水卫生监督管理办法》、《生活饮用水卫生标准》(GB 5749—2022)、《二次供水设施卫生规范》等法律法规对饮用水进行卫生监督。

76. 供水方式有哪些?

供水方式有三种:

第一,集中式供水。自水源集中取水,通过输配水管网送到用户或者公共取水点的供水方式,包括自建设施供水。为用户提供日常饮用水的供水站和为公共场所、居民社区提供的供水也属于集中式供水。

第二,小型集中供水。设计日供水量在1000m^{3}以下或供水人口在1万人以下的集中供水。

第三,分散式供水。用户直接从水源(如井水、山泉水)取水,未经任何处理或仅有简易设施的供水方式,如浅井、深井、插管井、泉水、河水、塘水、窖水等供水。农村采用较多的是这种供水方式。

77. 供水水箱或水塔为什么要加盖加锁?

防止投毒,防止病媒动物和昆虫掉进水箱或水塔污染水质。

78. 为什么蓄水池、水箱等盛水容器要进行定期清洗消毒处理?

清除盛水容器中的附着物、沉淀物,防止微生物生长繁殖,杀灭微生物。

蓄水池保障了用户日常饮用水的供应,能储存足够的生活储备水量。当发生停电、爆管等突发事件时,使用蓄水池的用户仍可保障一段时间的用水供应。

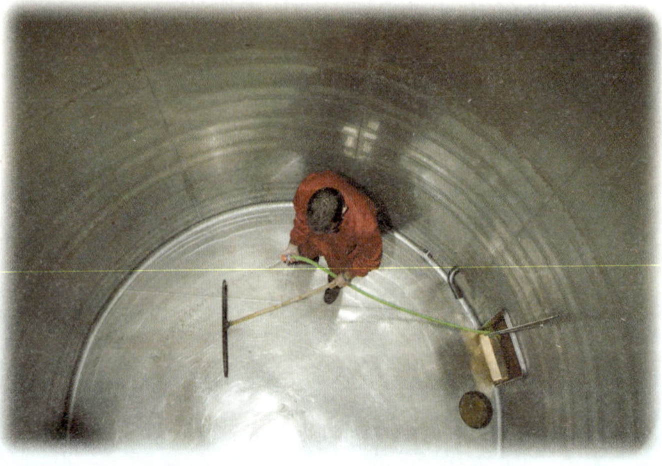

79. 水池、水箱清洗消毒有何要求?

城市二次供水消毒必须对细菌有灭活作用,消毒后副产物对水质和对人体健康无影响，二次供水消毒技术经济合理管理方便，二次供水水质符合生活饮用水水质卫生及生活饮用水二次供水卫生规范要求。

二次供水消毒主要方法：紫外线消毒、电子消毒、含氯消毒剂消毒和臭氧消毒等。

80. 何为二次供水？有何法规依据？

二次供水是指将集中式供水系统的生活饮用水经贮存或再处理（如过滤、消毒等），经管道输送给用户的供水方式。二次供水设施卫生必须符合《二次供水设施卫生规范》（GB 17051—1997）规定的要求。

81. 二次供水受污染的原因是什么？

自来水出厂前已达到了生活饮用水的卫生标准，经过处理后的自来水出厂后还要经过漫长的输水管网以及高楼水塔、水箱等设施，如果在传输的过程中输水管网存在问题，比如说管网的渗漏、破裂、材料腐蚀等都会使水龙头的出水质量不符合标准，这种现象称为自来水的二次污染。

目前大多数老城市，其输水管网都是以前铺设的，输水管网材质差，老化严重，跑冒滴漏现象频繁发生。在这个过程中，外界的污染物，比如说土壤中的泥沙、有机物、重金属、细菌就有机会通过漏点、断裂面进入输水管道当中，影响我们的饮用水安全。

因供水水压的关系，高层建筑的用户需要水箱或水塔的二次供水，水箱储水一旦超过48h会导致余氯含量较低，空气当中的病菌和水体中的微生物就会大量繁殖。

目前二次供水的维护几乎依赖于小区物业，如果清洗不干净，水中残留的有机物会与余氯产生一种叫作三氯甲烷的致癌物质。

82. 为什么用户水龙头中会接出小虫子？

下水道内易滋生红线虫等小生物，有时会顺下水软管爬至面盆内，或顺水龙头外壁爬至水龙头口部，而水龙头附近较潮湿，易吸引小生物寄宿，这就会使用户产生错觉，以为自来水中出现小虫。因此用户应经常清洁水龙头附近的卫生。

另外，二次供水设施（屋顶水箱或小区蓄水池）不能得到及时清洗或在清洗时操作不当，且管道中余氯浓度较低时，微生物容易滋生，就会使自来水中出现红线虫。因此二次供水设施应由专业人员严格定期清洗。

83. 为什么要使用二次加压水泵?

按照国家建设部门规范要求,通常6层以上用户的供水属于二次供水的范畴。为保证自来水水压稳定充足,自然需要设置加压水泵。

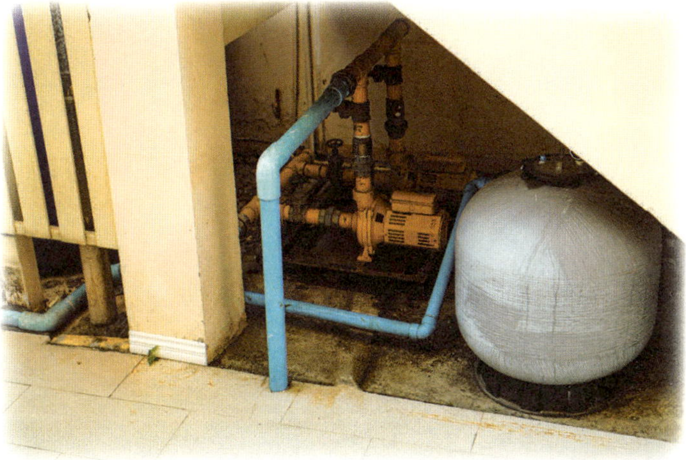

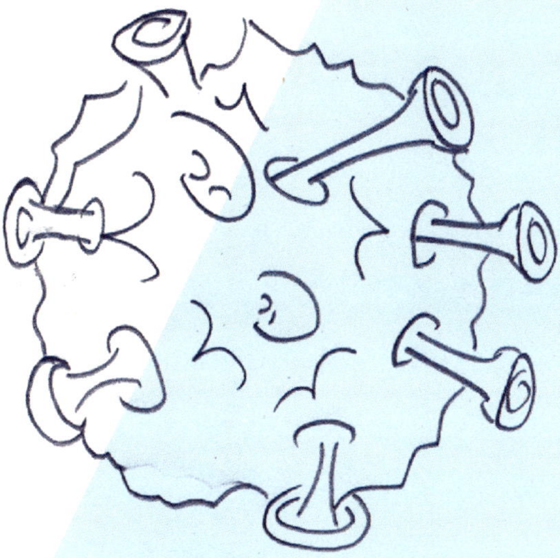

四、饮用水与疾病

84. 什么是水源性疾病？

水源性疾病是指由于饮用水而引起的传染病、地方病和中毒性疾病。在中国主要是指通过饮用水传播的肠道传染病，由饮水中氟化物、砷等引起的地方病，和由饮水中某些化学物质而引起的中毒性疾病。

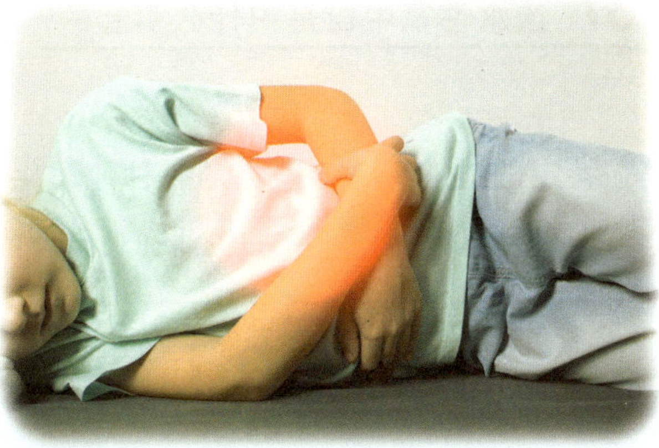

85. 怎样预防水源性疾病发生？

避免喝生水，需将水煮沸放凉后喝，或选择符合卫生标准的桶装水、瓶装水；装水器具应定期清洁，减少细菌滋生；对饮用水要进行彻底消毒；若管路受到污染要进行充分清洗。

86. 如何预防水源性高碘疾病？

水源性高碘（病）地区，饮用水中碘含量已经很高，人们不宜再吃碘盐。当地群众应该做到以下几点：食用未加碘食盐；停止或减少含碘食物或含碘保健品的摄入；若已经改水，请饮用合格水以减少碘的摄入。

87. 饮水性氟中毒是由什么引起的？

是在特定的地理环境中发生的一种地球化学性疾病，它是在自然条件下，人们长期生活在高氟环境中，主

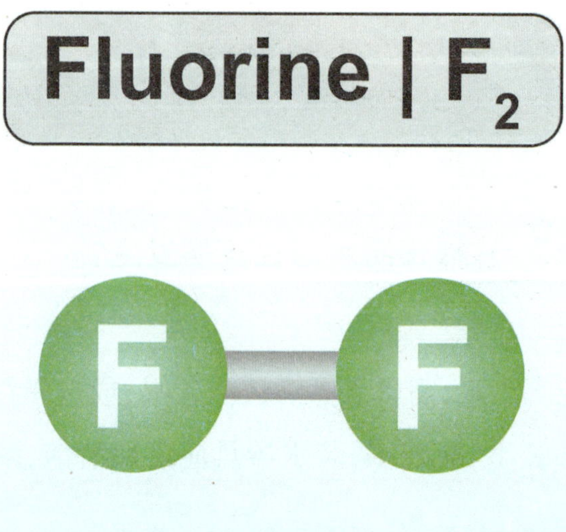

要通过饮水，摄入过量的致病因子——氟而导致的全身慢性蓄积性中毒。早期表现为疲乏无力、食欲不振、头晕、头痛、记忆力减退等症状。过量的氟进入人体后，主要沉积在牙齿和骨骼上，形成氟斑牙和氟骨症。

88. 人类疾病的多少与水有关？

世界卫生组织调查指出，人类疾病80%与水有关。自来水的主要消毒方法是加氯杀菌，虽然能去除大量细菌，但也存在着有害物质，尤其是水中的重金属、氯分子和亚硝酸盐等成分。同时输送过程、水塔贮存等都造成一定程度的二次污染。尽管将水煮沸，却无法除去水中的重金属等有害物质，这些物质的过量摄入，能对人体造成极大伤害。

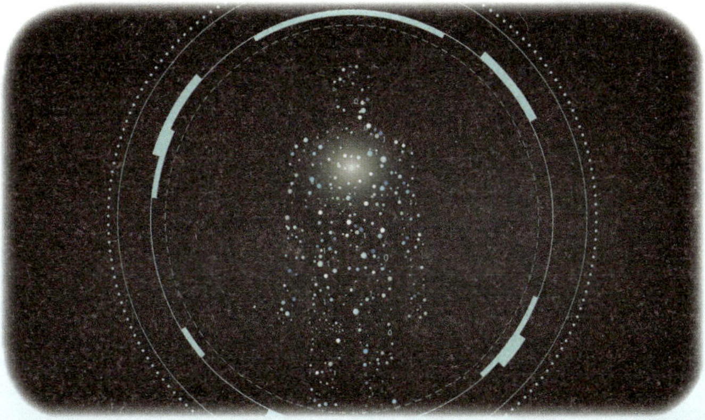

89. 水污染造成的疾病具有哪些特征?

第一,渐进的。各种有毒物质在人体内缓慢积累直至发病,因时间较长不易察觉,更具有隐蔽性。

第二,不易分解。大多数毒性有机物及所有重金属在人体内无法被分解和代谢掉,只能在人体内长期滞留,不断积累。

第三,易于体内积累。重金属一旦进入体内便与人体蛋白结合形成难以代谢掉的化合物。

90. 水污染给人类造成的疾病主要有哪些?

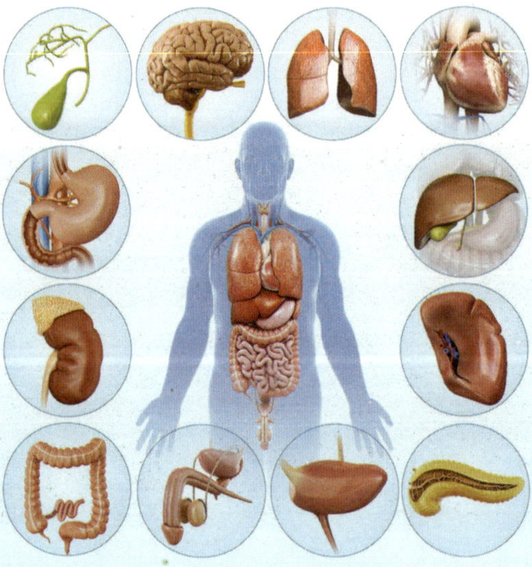

癌症:亚硝酸化合物,三氯甲烷,放射线粒子。

肝病:工业废水及农药所含的毒性有机物,重金属等。

结石:高硬度的地下水。

心血管:高含量的无机盐。

痴呆症:金属铝等。

骨骼病:重金属镉。

造血系统疾病:重金属。

内分泌紊乱:毒性有机物,高含量的无机盐,重金属等。

91. 水被微生物污染的特征是什么?

常表现为突发性大量人群发生相似疾病。

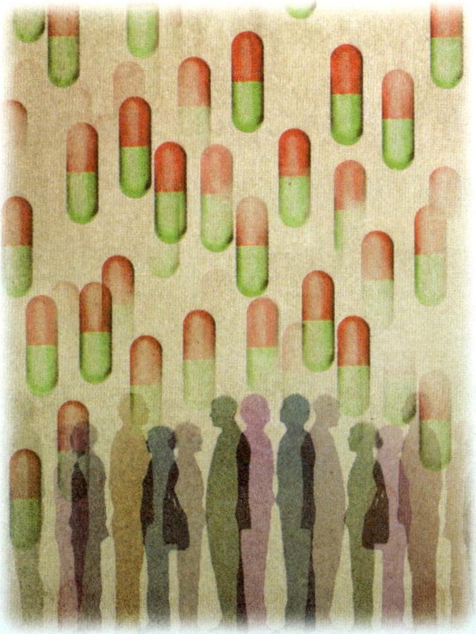

92. 什么是介水传染病?

介水传染病指通过饮用或接触受病原体污染的水而传播的疾病,又称水性传染病,其流行原因有以下两个方面:①水源受病原体污染后,未经妥善处理和消毒即供居民饮用。②处理后的饮用水在输配水和贮水过程中重新被病原体污染。地面水和浅井水都极易受病原体污染而导致介水传染病的发生。人和动物粪便是引起介水传染病发病的主要威胁因素。

93. 介水传染病分为哪几类?流行特征有哪些?

介水传染病包括以下三类:①细菌引起的疾病,如痢疾、霍乱、伤寒等;②病毒引起的疾病,如传染性肝炎等;③寄生虫引起的疾病,如蛔虫、血吸虫病、钩端螺旋体病等。

这类传染病流行特征是:①短时间内出现大量病人,症状相同,暴发流行时,甚至可导致成千上万人发病;②病人曾饮用同一水源,发病集中在被污染水源区域;③消除了污染源及加强了饮用水消毒等卫生防护措施后,疾病便能得到控制。

94. 水中细菌类病原体有哪些?

主要有大肠埃希氏菌、军团菌、伤寒杆菌、霍乱弧菌、痢疾杆菌等。

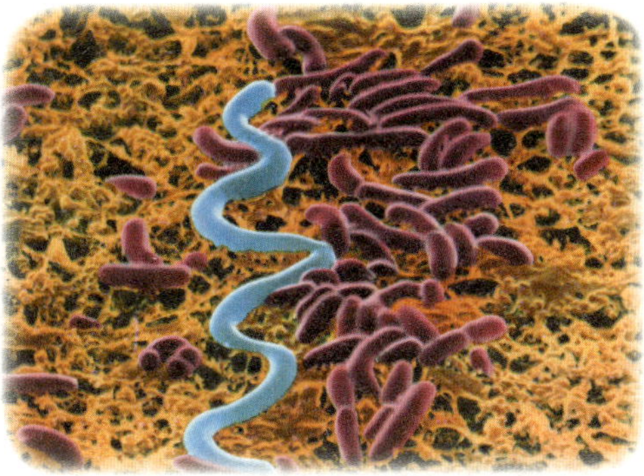

95. 水中病毒病原体有哪些?

主要有肠道病毒、腺病毒、甲型肝炎病毒、诺如病毒、轮状病毒等。

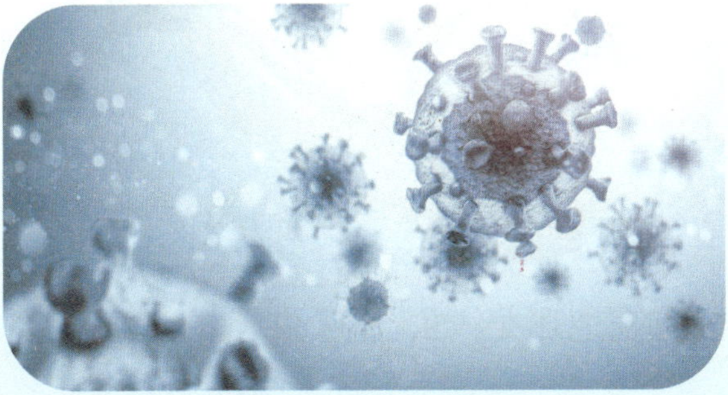

96. 水中原生动物病原体有哪些?

有隐孢子虫、贾第鞭毛虫、痢疾阿米巴虫等。这些主要来自人粪便、生活污水、医院以及畜牧屠宰、皮革和食品工业等废水。

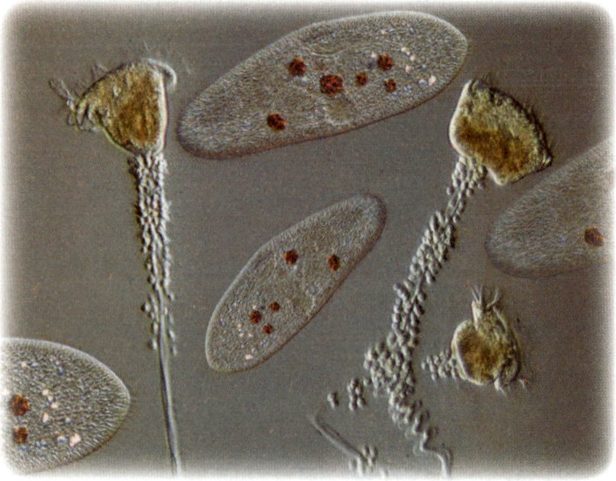

97. 水中蠕虫病原体有哪些?

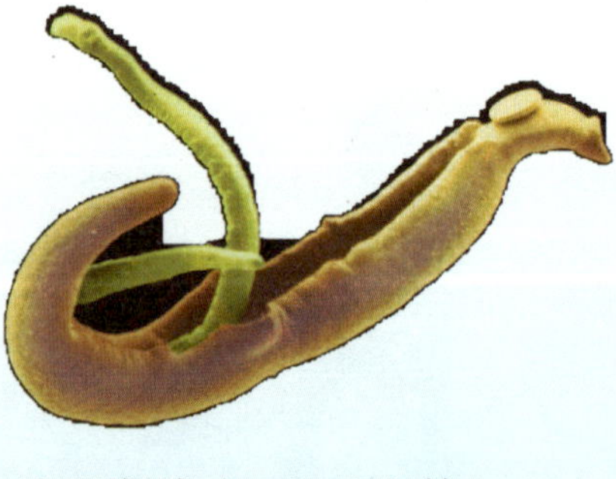

主要有麦地那龙线虫、血吸虫等。

98. 饮用水中的指示生物有哪些？

饮用水中的指示生物是指水污染指示生物，在一定水质条件下生存，因对水体环境质量的变化反应敏感而被用来监测和评价水体污染状况的水生生物。水污染指示生物包括浮游生物、着生生物、底栖动物、鱼类和细菌等。

99. 疫情期间需要增加水厂消毒剂的投放量吗？

我国现行的《生活饮用水卫生标准》没有明确限定病毒的最高允许浓度，但标准中对浊度和消毒有严格的规定和要求，保证了饮用水处理工艺对病毒的去除和灭活。世界卫生组织编写的《饮用水水质准则(第四版)》中表明，流感病毒和严重急性呼吸综合征冠状病毒(SARS-CoV)不属于“通过饮用水传播的病原体”，在“供水中存在的水平”为不可能。现有水厂常规处理工艺、臭氧活性炭(O_3-BAC)深度处理工艺、超滤工艺以及后续的消毒工段对病毒均有去除效果。所以，只要保证饮用水处理工艺运行正常，保证足够的消毒剂浓度和接触时间(CT值)，就能够实现充分的消毒效果。故如果平时的投放量能够保证末梢水游离余氯达到国家标准，就没有必要增加了。

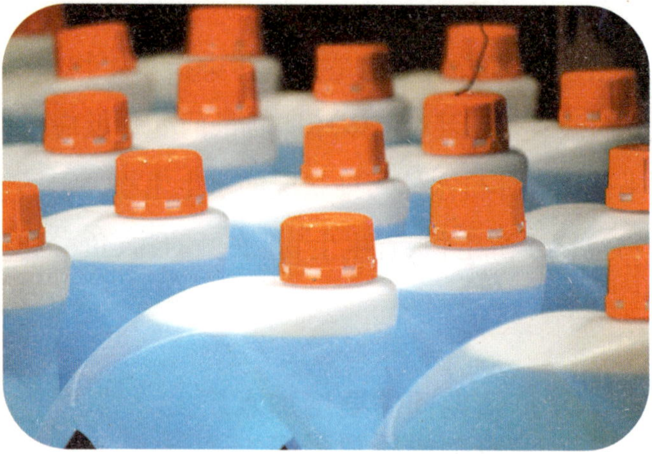

100. 饮用水加消毒剂对人体健康有危害吗?

为防止生物污染引起的介水传染病，自来水生产过程中会以消毒剂方式杀死细菌和微生物。饮用水消毒剂是把双刃剑，除具有杀菌作用外，还会与水中的某些成分形成新的对人体有危害的消毒副产物。首先，生活饮用水特别是自来水出厂时只要符合《生活饮用水卫生标准》消毒要求和规定的限值，就不用担心消毒副产物的问题。其次，公众可采取喝开水和吸附过滤的方式有效降低或消除水中的消毒副产物。